中医速查宝典系列

中医舌诊速查

主编/吴中朝 王彤

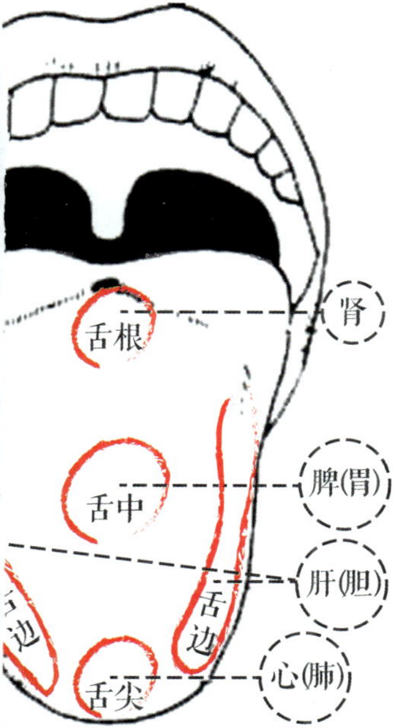

中国科学技术出版社
·北 京·

图书在版编目（CIP）数据

中医舌诊速查 / 吴中朝，王彤主编. —北京：中国科学技术出版社，2018.10（2024.4 重印）
（中医速查宝典系列）
ISBN 978-7-5046-8157-7

Ⅰ. ①中… Ⅱ. ①吴… ②王… Ⅲ. ①舌诊 Ⅳ. ① R241.25

中国版本图书馆 CIP 数据核字（2018）第 223789 号

策划编辑	焦健姿　王久红
责任编辑	黄维佳
装帧设计	华图文轩
责任校对	龚利霞
责任印制	李晓霖

出　　版	中国科学技术出版社
发　　行	中国科学技术出版社有限公司发行部
地　　址	北京市海淀区中关村南大街 16 号
邮　　编	100081
发行电话	010-62173865
传　　真	010-62179148
网　　址	http：//www.cspbooks.com.cn

开　　本	880mm×1230mm　1/64
字　　数	139 千字
印　　张	6.5
版　　次	2018 年 10 月第 1 版
印　　次	2024 年 4 月第 4 次印刷
印　　刷	北京盛通印刷股份有限公司
书　　号	ISBN 978-7-5046-8157-7/R・2317
定　　价	39.80 元

编者的话

“辨舌质可辨五脏之虚实，视舌苔可察六淫之深浅。”舌诊是中医学独特的、很有价值的诊断方法之一。学习正确的舌诊，最直接的方法是要有清晰直观的舌诊图作为参考。

鉴于此，我们编写了本书，其突出特色在于：①重视体例编排，将舌质与舌苔分别布陈与诠释；②精心拍摄，力求采集清晰准确的实景舌象图；③图文并茂，将具体的看舌过程与诊病过程有机融合起来。

希望本书能为广大中医爱好者直观、形象地学习中医舌诊提供更多帮助！

吴中朝

中央保健会诊专家

中国中医科学院教授、主任医师

编著者名单

主编 吴中朝 王 彤

编者 刘晓娟 陈 勇 胡 静

焦 玥 曹振明

内容提要

舌，是人体脏腑气血及其功能状况的晴雨表，它不易受到外界环境变化影响，能较为真实地反映机体内在情况与疾病状况。本书详细讲述了舌诊的具体方法（包括查看舌的神、色、形、态，舌苔的厚薄、多少、颜色、润燥等）及不同体质的舌象辨识方法、治疗处方、补养方法，非常适合家庭、个人使用，以达到强身、防病的目的。

目　录

下篇　舌象与体质

引 子

中医学认为舌通过经络的循行，直接或间接地与五脏六腑相通，又与人体的四肢百骸相连。脏腑的精气上荣于舌，脏腑的病变也必然影响精气的变化而反映在舌象上。《内经》记载，心、肝、脾、肾等脏及膀胱、三焦、胃等腑均通过经脉、经别或经筋与舌直接联系。至于肺、小肠、大肠、胆等，虽与舌无直接联系，但手足太阴相配、手足太阳相配、手足少阳相配、手足阳明相配，故肺、小肠、胆、大肠之经气，亦可间接通于舌。舌为心之苗，为脾之外候。在脏腑中尤以心和脾、胃与舌的关系最为密切。舌质的血管丰富，与心主血脉的功能有关；舌的灵活运动可调节声音形成语言，又与心主神明的功能有关。所以，舌象首先可以反映心的功能状态，而心为五脏六腑之大主，全身脏腑气血的病变必然通过心反映于舌。舌的味觉可影响食欲，与脾主运化、胃主受纳的功能有关。舌苔为胃气所熏蒸，所以舌象可以反映脾胃的功能状态。脾胃又为后天之本、气血生化之源，机体生命活动的持续和气血津液的生化，都有赖于脾胃运化水谷精微。舌象通过反映脾胃的功能状态，也代表了全身气血津液的盛衰，所以舌也是五脏六腑的外候。

舌是怎样与脏腑器官产生配属关系呢？中医学认为，舌尖代表心、肺，舌中代表脾、胃，舌根代表肾，舌两侧代表肝、胆。如果在相应的区域出现异常的舌象，则提示对应的脏腑可能发生了病理改变。

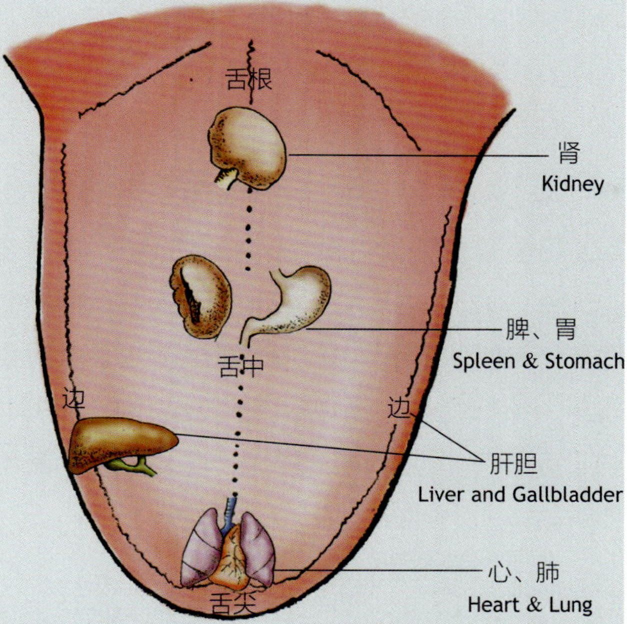
舌根
肾
Kidney
脾、胃
Spleen & Stomach
舌中
边
边
肝胆
Liver and Gallbladder
心、肺
Heart & Lung
舌尖

舌诊脏腑部位分属图

上篇　望舌方法

一、正常舌象

要分辨异常舌象，首先要认识正常舌象。正常舌象可概括为“淡红舌，薄白苔”。具体表现为舌体柔软，运动灵活自如，颜色淡红而鲜明；胖瘦、老嫩、大小适中，无异常形态；舌苔薄白润泽，颗粒均匀，薄薄地铺于舌面，揩之不去，其下有根与舌质如同一体，干湿适中，不黏不腻等。

此为气血充足，见于健康人。

二、望舌质

望舌质即望舌的本体，一般分为望舌神、望舌色、望舌形、望舌态等。

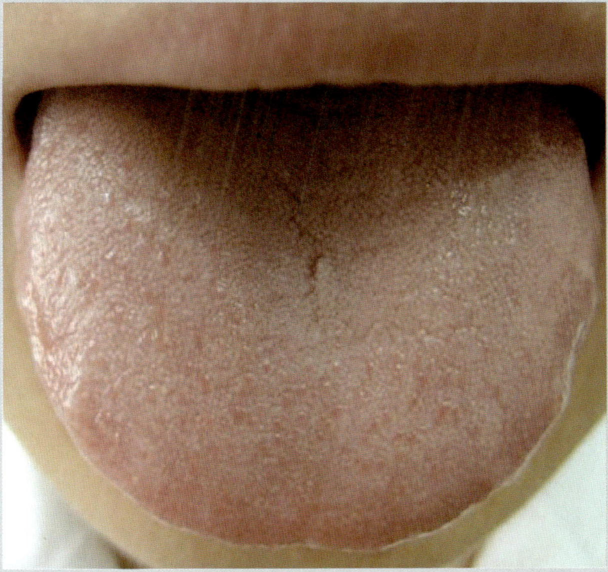

正常舌

Normal tongue

1. 望舌神

观察舌的色、形、态，特别是舌质的荣枯。

(1) 有神：舌体鲜活灵敏，荣润有光泽，富有生气。表示健康或即使有病也轻浅易治。

(2) 少神：舌体水肿娇嫩或坚敛苍老。主正气亏虚，津液不足，或显示病情加重。

(3) 无神：舌体运动异常，舌色晦暗，干枯无光。主久病，重病，病重难治，预后不良。

2. 望舌色

观察舌质的颜色，一般可分为淡白、红、绛、紫等。

(1) 淡白舌

舌色比正常舌色浅淡，白色偏多，红色偏少。主虚证、寒证。

① 舌质淡白而瘦小，为气血亏虚。

② 舌质淡白而胖嫩，为阳气虚衰。

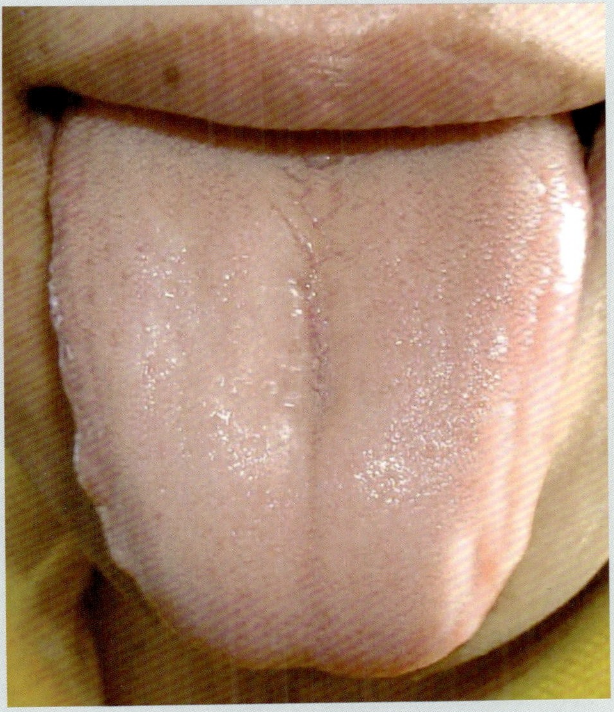

淡白舌

Light white tongue

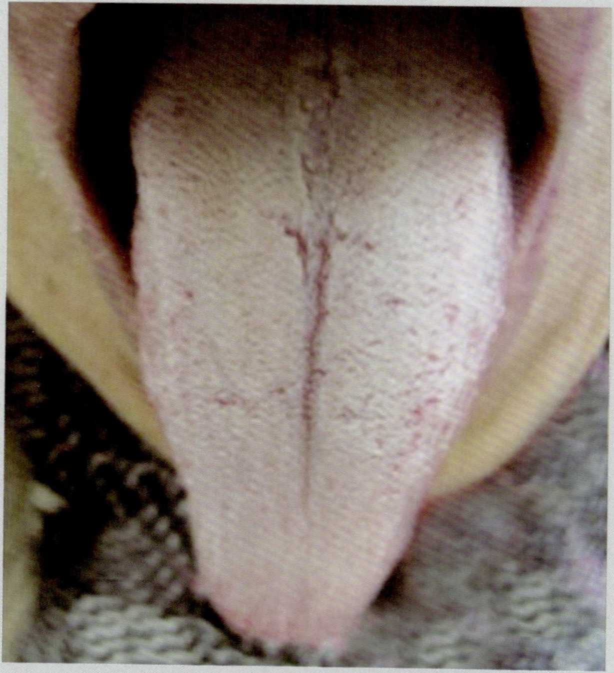

淡白瘦小舌

Light white and thin tongue

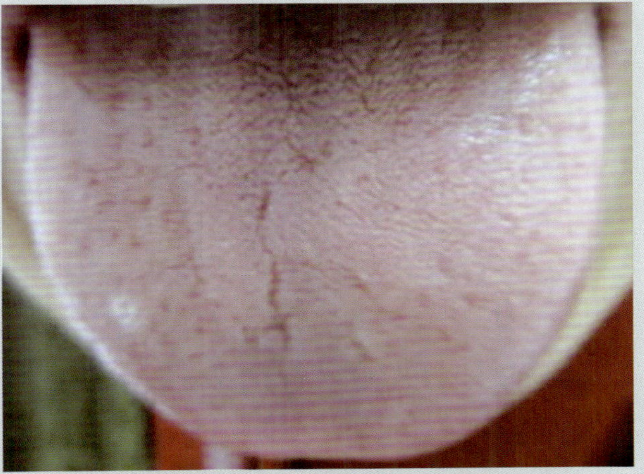

淡白胖嫩舌

Light white big and tender tongue

饮食调理

可常食大枣、龙眼肉、人参、核桃肉、牛羊肉及归芪蒸鸡或枸杞羊肾粥等，以益气养血，尤其以血肉有情之物温补最为适宜。

(2) 红舌

舌色鲜红，较淡红舌为深。

主热证，又分虚实。

① 舌尖红有芒刺，为心火上炎。

② 舌红苔黄燥，为内有实热。

③ 舌红少苔，为阴虚内热。

(3) 绛舌

舌色深红。主热入营血，耗伤津液。

① 舌绛而干，有芒刺或裂纹，为里热炽盛，热入营血。

② 舌绛，光滑无苔（镜面舌），为胃、肾阴液枯竭之危候。

饮食调理

舌红绛而干为热盛伤津，可用薄荷、绿豆饮以清热解毒。红绛而少苔、无苔者，多为阴虚火旺，宜食鳖肉、龟肉、淡茶、黑木耳、银耳等甘润滋阴之品。

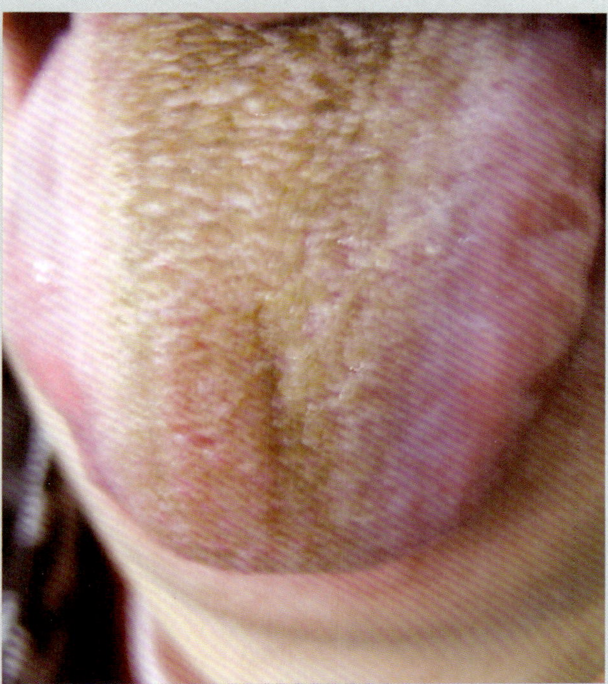

舌红苔黄燥

Red tongue with yellow and dry coating

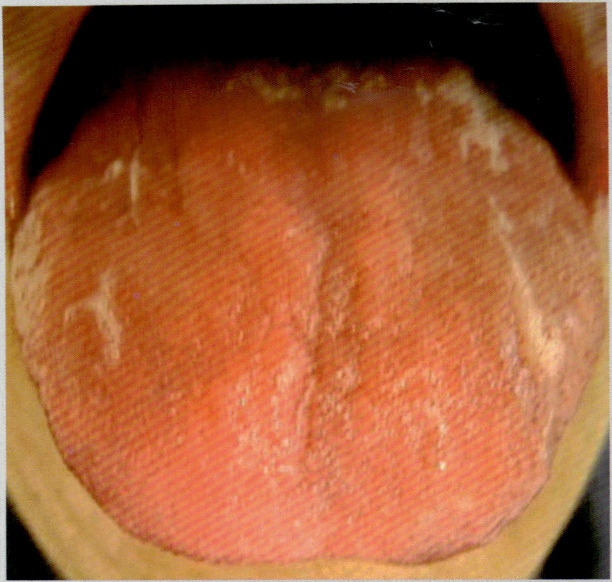

舌红少苔

Red tongue with little coating

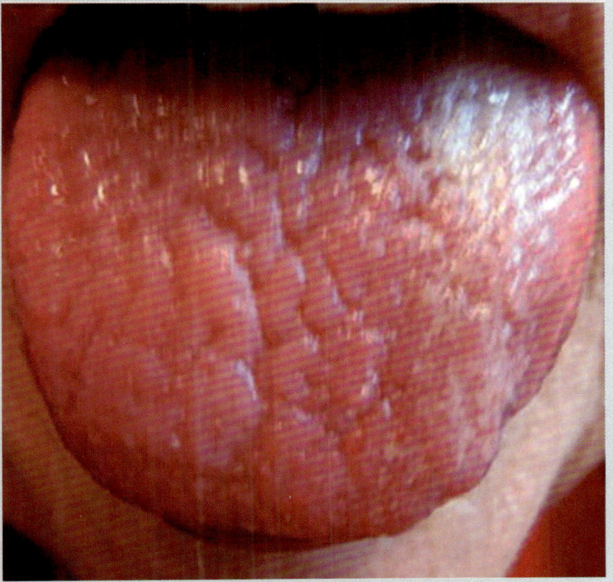

绛　舌

Deep red tongue

(4) 紫舌

全舌青紫或泛现青紫色。

主寒证，热证，瘀血证。

① 舌青紫湿润，为虚寒证。

② 舌绛紫而干，为热毒极盛。

③ 舌青紫而暗，有瘀斑，为内有瘀血。

饮食调理

舌青紫湿润者，宜食生姜等温热之品；舌绛紫而干者，宜服甘蔗、白藕汁、竹茅饮或月季花饮，以清热凉血活血；舌青紫而暗者，宜服山楂姜枣赤豆汤或山楂丸，以温经活血。

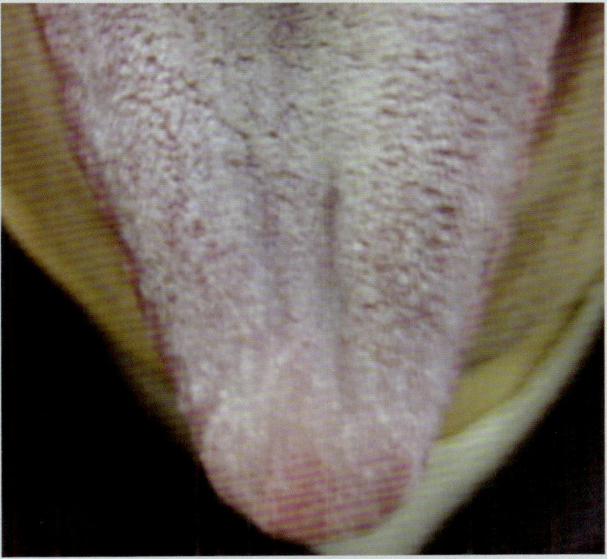

青紫舌

Purple tongue

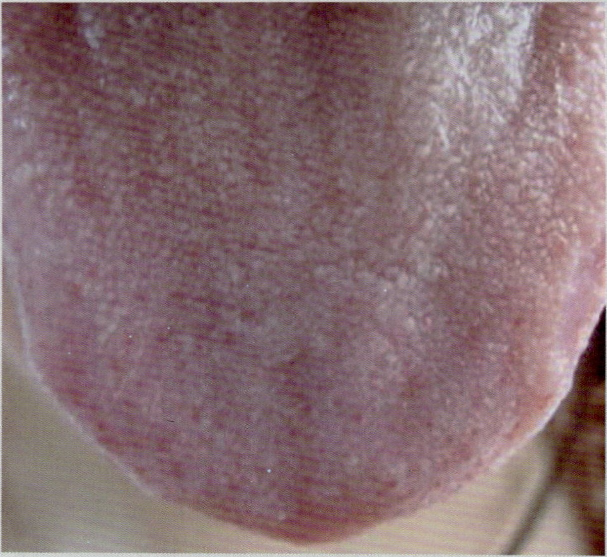

舌淡紫而滑

Light purple and moist tongue

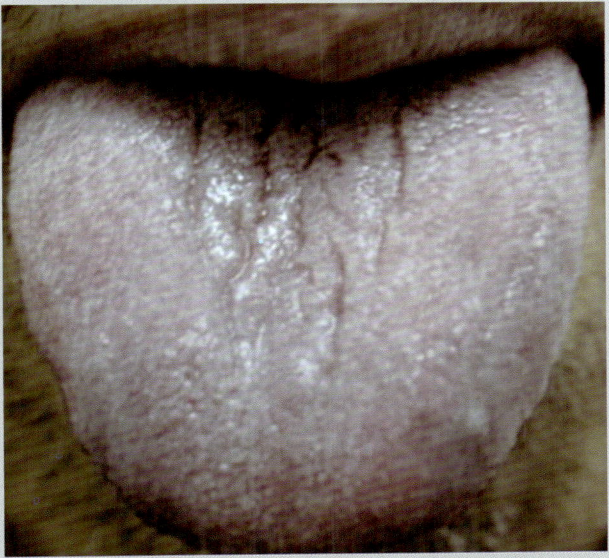

舌青紫有瘀斑

Purple and dark tongue with ecchymosis

3. 望舌形

观察舌质的老嫩及舌体形状的异常变化。

(1) 苍老舌

舌质纹理粗糙，坚敛苍老。

多主实证，热证。

(2) 胖嫩舌

舌质纹理细腻，浮胖娇嫩。

多主虚证，寒证，湿证。

饮食调理

舌体胖大，甚则边缘有齿痕，色淡而胖，多属脾肾阳虚，湿浊内阻，可食用牛羊肉等，以益气养血，温阳健脾，补充蛋白质及营养并促进消化吸收。舌红而胖多为心脾积热，可用莲子与生甘草水煎至莲子软熟时，加适量冰糖，吃莲子并喝汤以清心脾之火。

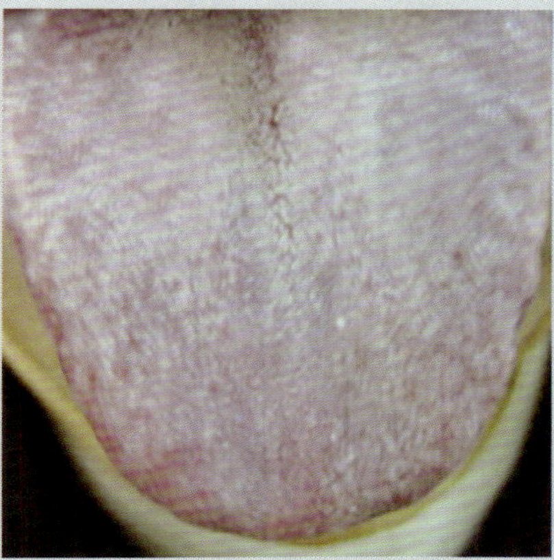

苍老舌

Tough tongue

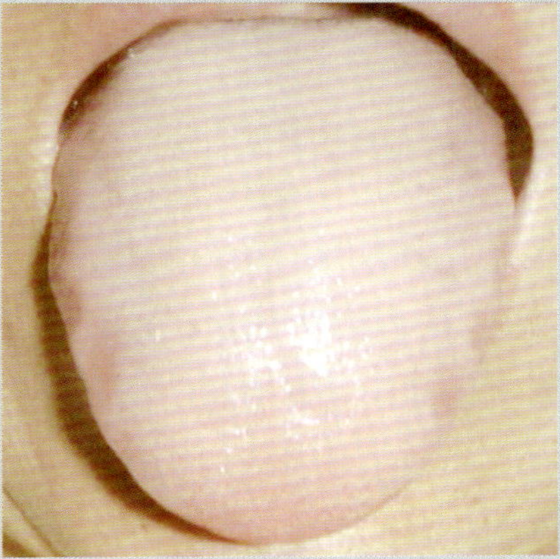

胖嫩舌

Big and tender tongue

(3) 肿胀舌

舌体肿大，胀塞满口。

主热证，中毒。

① 舌肿胀色红绛者，多属心脾热盛。

② 舌肿胀色紫暗者，多属瘀血阻络。

(4) 瘦薄舌

舌体瘦小、干瘪而薄。

多主气血亏虚。

① 舌瘦薄色淡白者，多属气血两虚。

② 舌瘦薄色红绛者，多属阴虚火旺。

饮食调理

用适量白木耳与黑木耳，温水泡发，洗净放入小碗内加水和冰糖各适量，上火蒸，吃木耳及汤或用黑木耳加大枣煮服。舌瘦薄而淡为心脾两虚，气血不足，宜食人参、龙眼肉、大枣或归芪枣汤等。

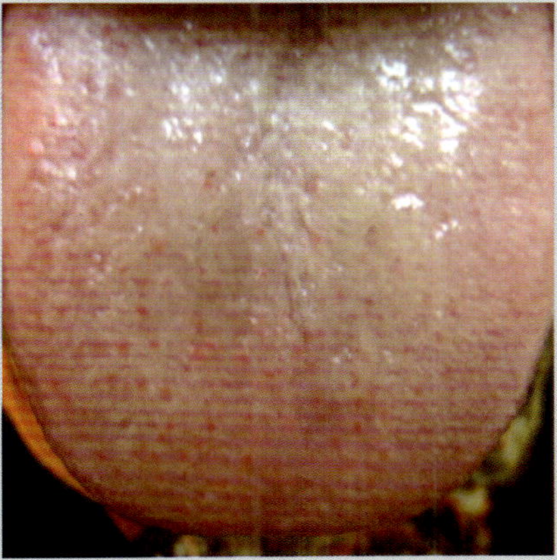

肿胀舌

Swollen tongue

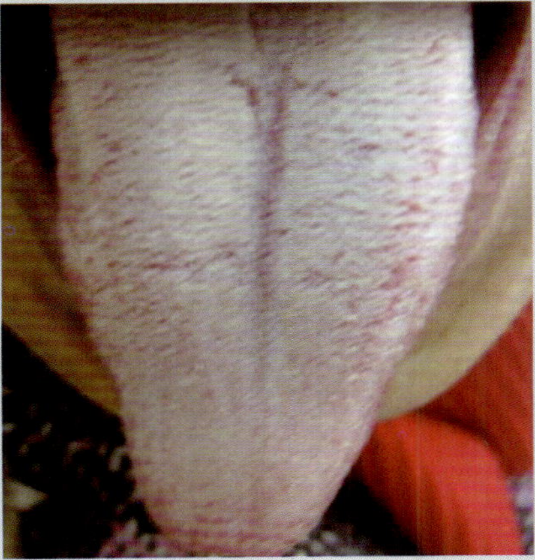

瘦薄舌

Thin tongue

(5) 裂纹舌

舌面上有裂沟，而裂沟中无舌苔覆盖。

主热证，虚证。

① 舌淡白而有裂纹者，为精血亏虚。

② 舌红绛而干，有裂纹者，为热盛伤津。

(6) 芒刺舌

舌面软刺（舌乳头）增大，高起如刺，摸之粗糙刺手。

主热盛内结。

① 舌尖有芒刺，为心火亢盛。

② 舌中有芒刺，为胃肠热盛。

③ 舌边有芒刺，为肝胆火盛。

(7) 齿痕舌

舌胖大，边有齿痕。

多主脾肾阳虚，水湿痰饮。

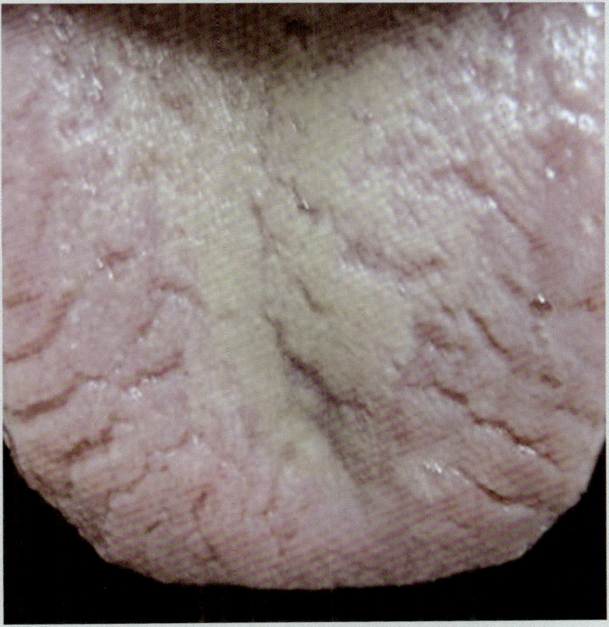

裂纹舌

Cracked tongue

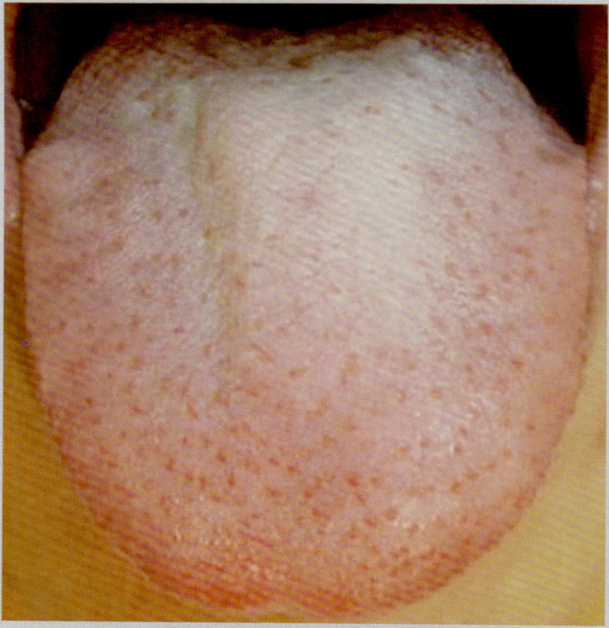

芒刺舌

Thorny tongue

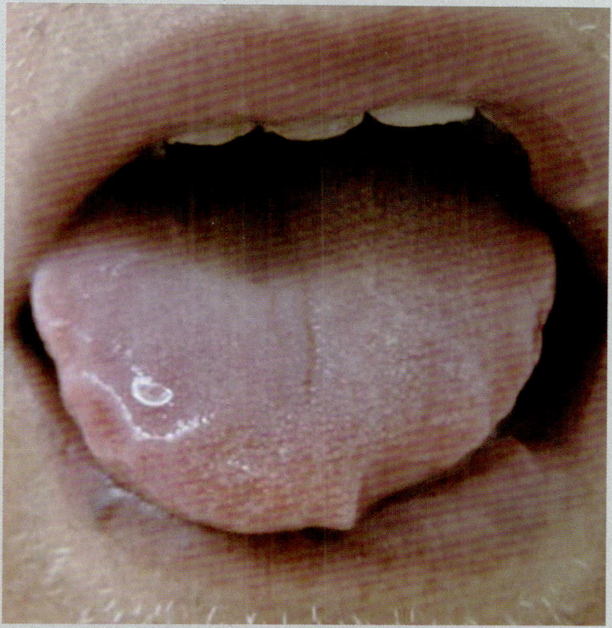

齿痕舌

Teeth-mark tongue

4. 望舌态

观察舌体运动时的异常状态。

(1) 痿软舌

舌体软弱，无力屈伸。

主气血两虚，阴液亏损。

① 新病舌痿，舌红而干，为热盛伤阴。

② 久病舌痿，淡白无华，为气血虚衰。

(2) 强硬舌

舌体僵硬，屈伸不利或言语不清。

主热盛伤阴，风痰阻络。

① 舌体强硬而红绛少津，为热邪亢盛。

② 舌胖强硬而苔厚腻，为风痰阻络。

(3) 歪斜舌

伸舌时舌体偏向一侧。

主中风，中风先兆。

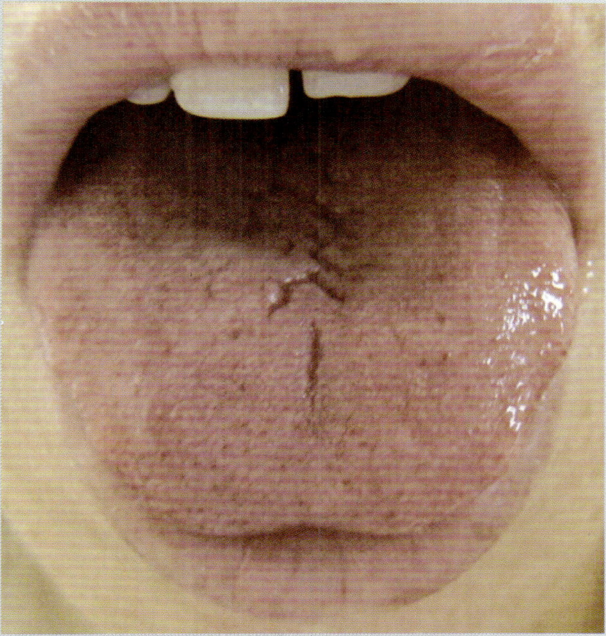

痿软舌

Flaccid tongue

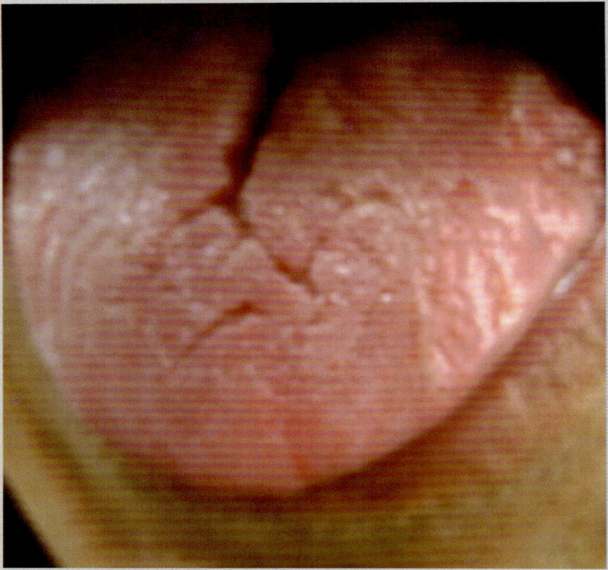

强硬舌

Rigid tongue

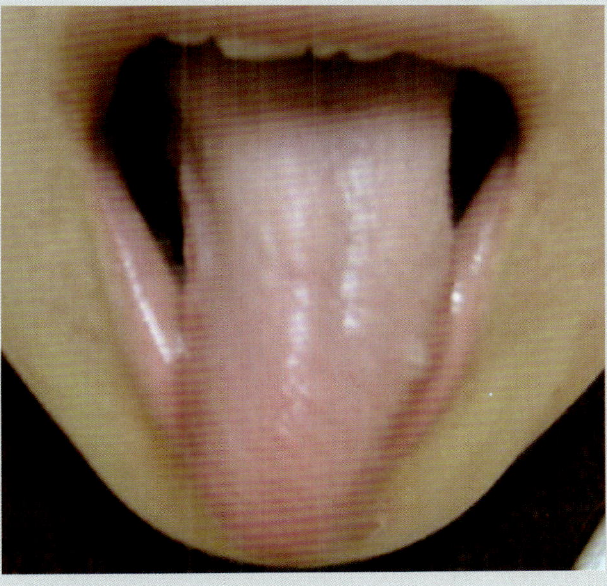

歪斜舌

Deviated tongue

(4) 震颤舌

舌体不自主地颤动。

主气血两虚，肝风内动。

① 舌淡白而蠕动者，为血虚生风。

② 舌红绛而颤动者，为热极生风。

(5) 吐弄舌

舌常伸于口外者，称为吐舌；伸舌反复舐口唇不宁者，称为弄舌。

主心脾热盛。

弄舌常见于小儿智力发育不全。

(6) 短缩舌

舌体紧缩，不能伸长。

主寒、热、痰、湿阻滞经络，多为病情危重。

5. 望舌下络脉

观察舌下静脉的形态变化。

舌下静脉曲张：舌下络脉粗胀曲张或舌下络脉青紫、瘀斑。主瘀血。

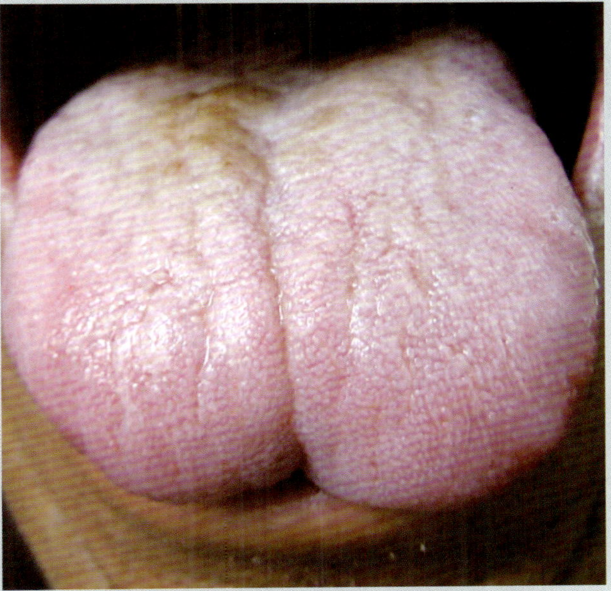

短缩舌

Shrinking tongue

三、望舌苔

舌苔指的是覆盖在舌面上的一层薄垢，为胃气所化生。

观察舌苔，着重观察苔质和苔色。

1. 望苔质

观察舌苔的质地、形态。

(1) 薄苔

透过舌苔隐约可见舌质。

为正常舌苔，或主疾病初起，或显示病情较轻浅。

(2) 厚苔

不能透过舌苔见到舌质。

主病情由轻转重，或胃肠积滞。

(3) 润苔

舌面润泽，干湿适中。

为正常舌苔或疾病初期。

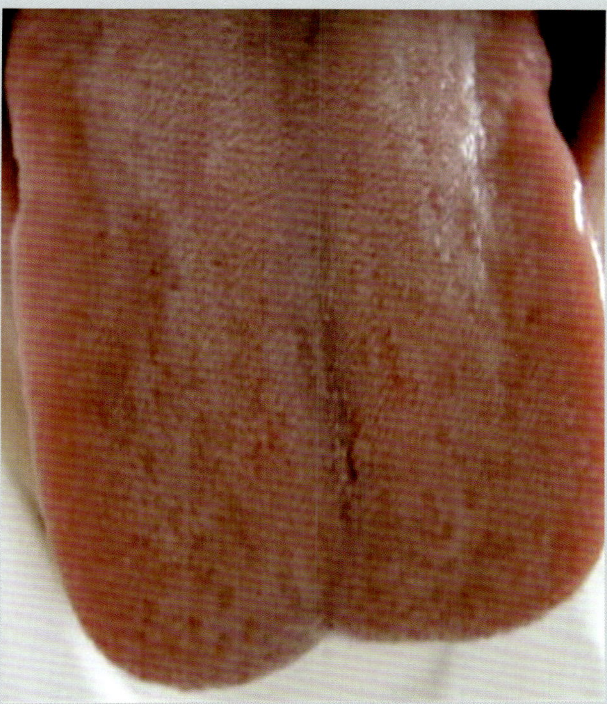

薄　苔

Thin tongue coating

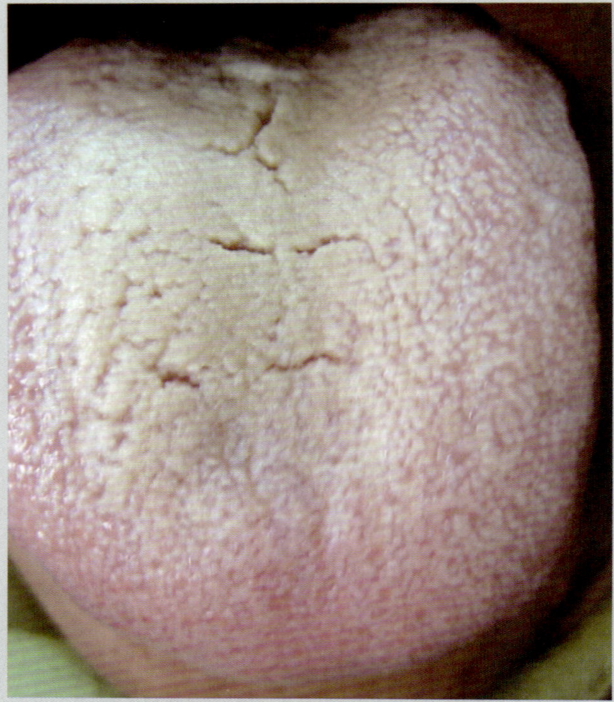

厚 苔

Thick tongue coating

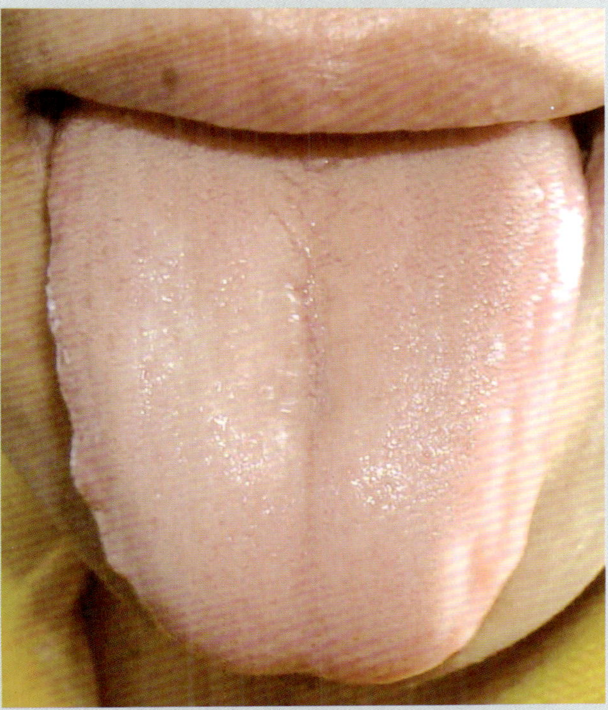

润　苔

Moist tongue coating

(4) 滑苔

舌面水分过多，扪之湿滑欲滴。

主虚证，寒证。

饮食调理

不宜食滋腻物品及甜食，并忌酒和茶，少饮水，以防湿阻中焦，影响脾之运化功能，因脾恶湿而喜燥，湿为阴邪，非温不化，故宜食香燥温热之品。

(5) 燥苔

舌苔干燥少津，甚则干裂。

主高热，吐泻伤津。

饮食调理

应忌食香燥辛辣之物，宜食甘寒养阴生津食品，若在大量或长期使用抗生素和激素治疗的过程中，发现黑苔或苔上有雪花片状的糜苔，应警惕真菌生长，立即送标本化验，如确系真菌感染，应多食生大蒜。

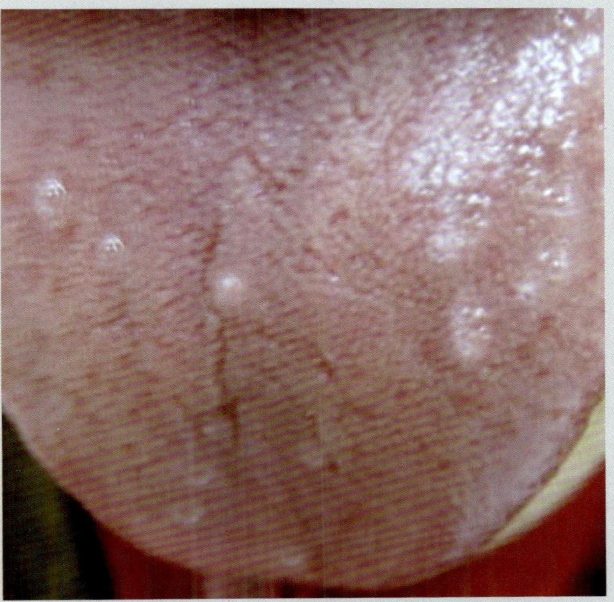

滑　苔

Waterful tongue coating

(6) 腻苔

苔质颗粒细腻致密，刮之不去。

主痰湿证。

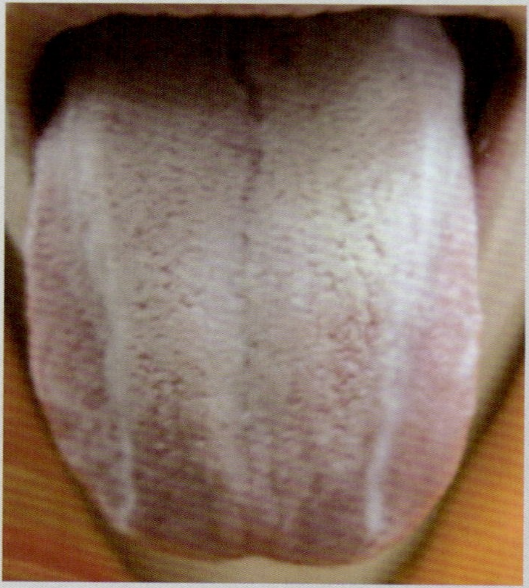

腻 苔

Sticky tongue coating

(7) 腐苔

苔厚且颗粒粗大疏松，甚至形如豆腐渣，刮之可去。

主食积，痰热。

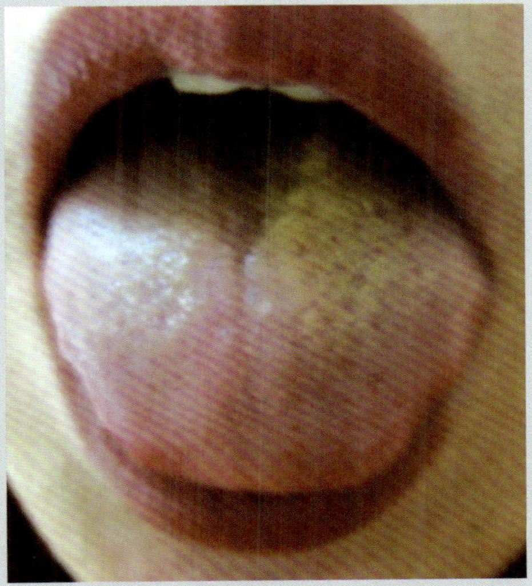

腐 苔

Granular tongue coating

(8) 剥落苔

舌苔剥落，剥落处舌面光滑无苔。

主胃气阴两虚。

① 花剥苔：舌苔剥脱不全呈块状，为胃气阴两伤。

② 地图舌：舌苔剥落呈地图样，边缘突起，为过敏体质儿童。

③ 镜面舌：舌苔全部剥脱，光洁如镜，为胃阴枯竭，胃气大伤。

2. 望苔色

观察舌苔的颜色。

(1) 白苔

主表证，寒证。

① 薄白苔：苔薄而白为正常舌苔或表证初起；苔薄白而润滑，为里寒证、寒湿证。

② 厚白苔：苔厚白而腻，为湿浊、痰饮、食积。

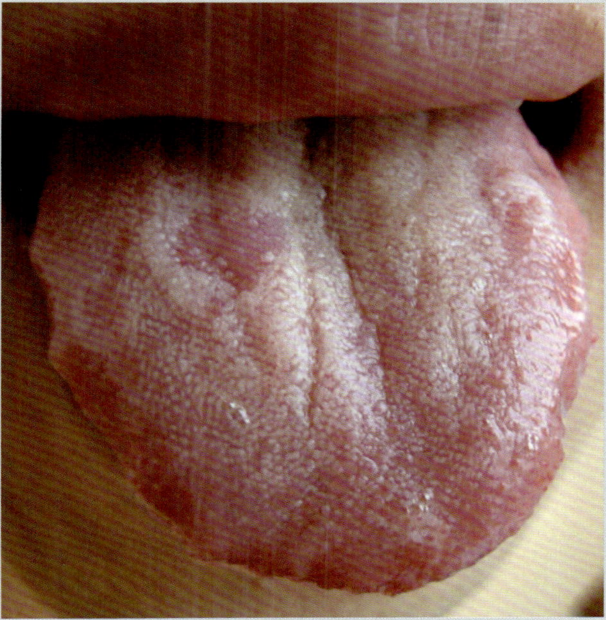

花剥苔

Peeling tongue coating unevenly

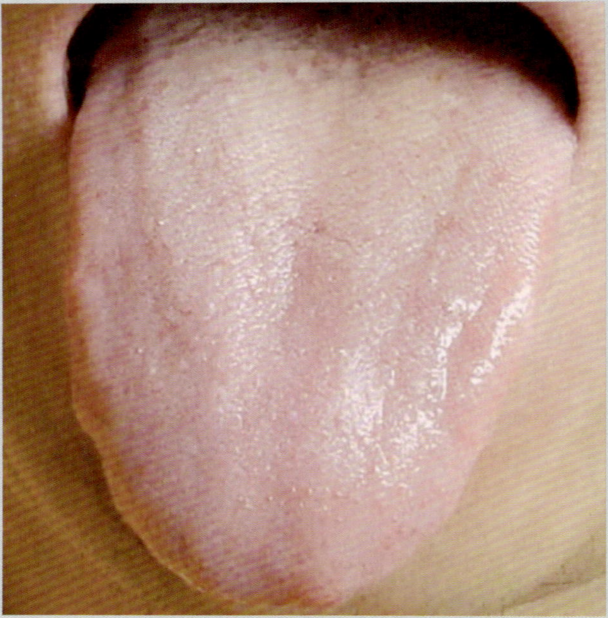

薄白苔

Thin white tongue coating

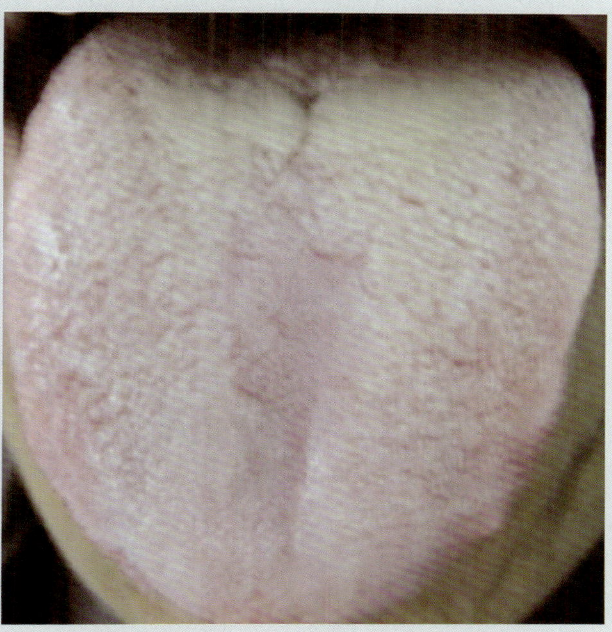

厚白苔

Thick white tongue coating

③ 积粉苔：苔白干燥，满布舌上，如白粉堆积，为瘟疫。

饮食调理

如见恶寒、鼻塞流清涕，为风寒表证，可用生姜与大枣或葱白与大枣加水适量煎煮，服汤食枣。久病脾胃阳虚，脘腹冷痛，大便溏薄而见白润苔者，可用适量煨姜与大枣同煮食。

(2) 黄苔

主热证、里证。

① 薄黄苔：主热轻。

② 黄苔：主热重。

③ 焦黄苔：主热极。

④ 黄腻苔：主湿热证。

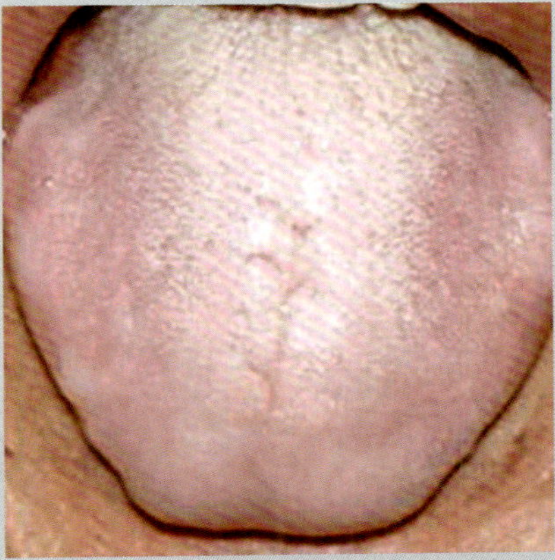

积粉苔

Tongue coating like powder accumulation

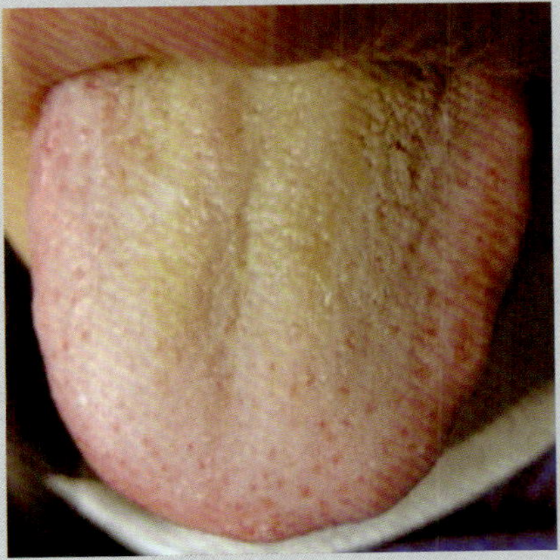

黄　苔

Yellow tongue coating

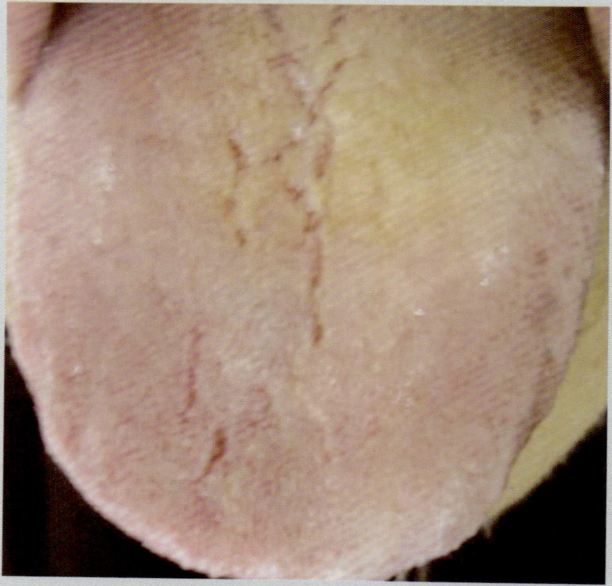

黄腻苔

Yellow and greasy tongue coating

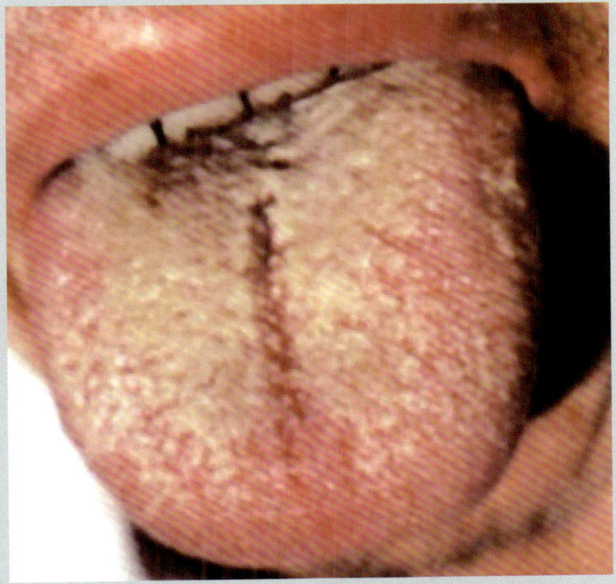

焦黄苔

Brown tongue coating

饮食调理

苔薄黄，发热，咽痛，鼻流黄涕，属外感风热表证，用金银花、连翘、菊花、薄荷、桑叶、竹叶等泡水频饮，以疏散风热。苔黄厚腻，口干或苦，多为胃肠温热或有积滞，应节制饮食，给予鲜萝卜等以理气消滞，服用薏苡仁粥或将籼米炒黄煮粥以健脾利湿，并给予梨、橘子、荸荠等多汁水果，以清热生津。

(3) 灰苔

即浅黑色苔。

主里证。

① 苔灰而干，为里热证。

② 苔灰而润，为里寒证。

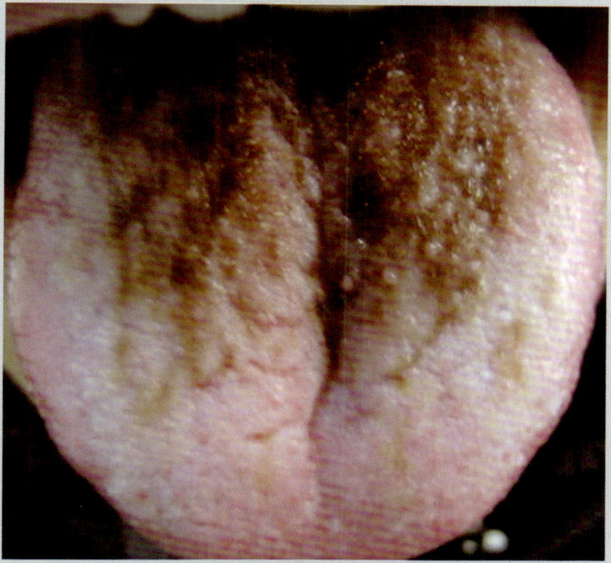

灰黑苔

Gray tongue coating

饮食调理

苔灰而干者，应给予清凉流质饮料、鲜水果汁，如夏季以西瓜露频饮，并用鲜石斛、淡竹叶、白茅根等煎汤代茶凉服。苔灰而润者，应以酱生姜佐食，并常服猪肺粥，以补肺化饮，或常食适量紫衣核桃肉以温肾纳气。

(4) 黑苔

多为重证，主寒盛或热极。

下篇　舌象与体质

体质是一种客观存在的生命现象，是人体生命过程中，在先天遗传和后天获得的基础上，表现出的形态结构、生理功能及心理状态等方面综合的、相对稳定的特质。这种特质决定着人体对某种致病因子的易感性及其病变类型的倾向性。体质的差异现象是先天因素与多种后天因素共同作用的结果。因此人类体质间的共性是相对的，而差异性则是绝对的。

中医对于体质的划分有很多种，但最常见的分类是把人体的体质分为九大类，即平和质、气虚质、阳虚质、阴虚质、痰湿质、湿热质、瘀血质、气郁质、特禀质九种基本类型。可见芸芸众生并不是相同的，就像京剧中的脸谱一样，有红脸的关公，白脸的曹操，黑脸的包公，蓝脸的窦尔敦……不

体质	特征
平和质	身体壮实健康，精力充沛，患病较少。舌色淡红润泽，苔薄白（舌象见第 5 页）
气虚质	肌肉松软，声音低，易出汗，易累，易感冒。舌淡红，舌体胖大，舌边有齿痕（舌象见第 55 ~ 127 页）
阳虚质	肌肉不健壮，常常感到手脚发凉，衣服比别人穿得多，夏天不喜欢吹空调，喜欢安静，性格多沉静、内向。舌淡胖嫩边有齿痕、苔润（舌象见第 128 ~ 147 页）
阴虚质	体形多瘦长，不耐暑热，常感到眼睛干涩，口干咽燥，总想喝水，皮肤干燥，经常大便干结，容易失眠。舌红少津少苔（舌象见第 371 ~ 406 页）
痰湿质	体形肥胖，腹部肥满而松软。易出汗，且多黏腻。经常感觉脸上有一层油。舌体胖大，舌苔白腻，口黏腻或甜（舌象见第 148 ~ 202 页）
湿热质	面部和鼻尖总是油光发亮，脸上易生粉刺，皮肤易瘙痒。常感到口苦、口臭，脾气较急躁。舌质偏红，苔黄腻（舌象见第 203 ~ 284 页）
瘀血质	皮肤较粗糙，眼睛里的红丝很多，牙龈易出血。女性易月经不调、痛经。口唇暗淡或紫，舌质暗有点、片状瘀斑，舌下静脉曲张（舌象见第 285 ~ 325 页）
气郁质	体形偏瘦，常感到闷闷不乐、情绪低沉，常有胸闷，经常无缘无故地叹气，易失眠。舌淡红，苔薄白（舌象见第 326 ~ 370 页）
特禀质	过敏体质，先天性遗传疾患。舌象呈多样性（舌象多变，未单独列举）

同的人有不同的体质。那么如何划分人的体质呢?中医学主要从面色、眼目、口鼻、精神状态、饮食、二便、舌脉等方面的特征进行表述，而这当中舌象是很重要的划分不同体质的依据。下面我们看看九类体质的主要舌象和典型特征。

一、气虚质

由于元气不足，以气息低弱，机体、脏腑功能状态低下为主要特征的一种体质状态。主要表现为肌肉松软，声音低，易出汗，易累，易感冒。

饮食宜忌

宜食有益气健脾作用的食物。

不宜多食生冷苦寒、辛辣燥热及寒热偏性比较明显的耗气作用的食物，比如空心菜、生萝卜。

舌象1

淡胖瘀点舌——气虚血瘀

舌象解读

舌质暗淡胖大，舌苔薄，舌前半部分有较明显的一片瘀点。

这种舌象多是由于身体气血虚弱，推动血液运行无力，日久致瘀所引起的。

患者往往会出现乏力、易疲劳、怕冷、运化无力而致的腹胀、不思饮食等，并且绝大多数会伴有身体某一部分的疼痛不适（时间一般都很长）。

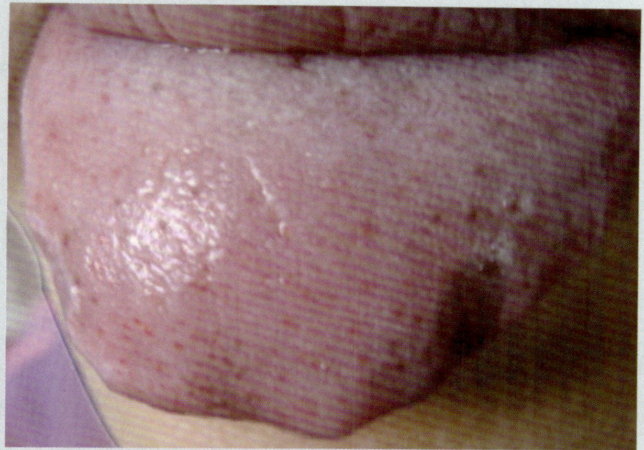

专家提示

对于这类患者而言，睡眠是第一位的，但是，这不意味着睡眠时间越长越好，应当控制在 8 ~ 12 小时；在睡眠充足、饮食合理的基础上，应当配合适度的运动以帮助气血运行，像散步、打羽毛球等；调适心情，尽量做到心情舒畅，笑口常开。

➤ 采集过程

此舌象来自2009年6月就诊的一名疼痛患者。该患者为女性，50岁，左踝部陈旧性外伤约1年，现仍觉伤处肿胀不适。近2个月出现头项僵痛，颈部发凉，腹胀等症状。患者正处于更年期阶段，此时女性身体状况大幅下滑，出现气血不足的各种状况，而这时的外伤造成的瘀血阻滞、经脉不畅，较之以前就显得很难恢复，而瘀血的阻滞使得本来已经减慢的气血运行更加不畅，致病因素互相影响，最终出现了上述舌象。

➤ 治疗建议

以益气化瘀通络为治疗原则。在药物治疗中应当用黄芪来益气；其次，由于气虚是主要矛盾，所以，祛瘀时应当使用丹参、川

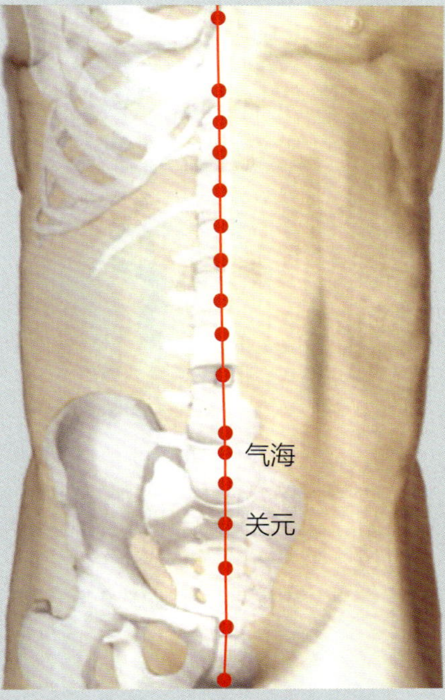

气海： 在下腹部，前正中线上，当脐中下1.5寸。直刺0.5~1.5寸。

关元： 在下腹部，前正中线上，当脐中下3寸。直刺0.5~1.5寸。

芎、当归尾、鸡血藤等养血活血的药物来祛除血中的瘀滞，而不应该用桃仁、红花等药物。最重要的是要使用桂枝，它既可以通络，又可以通达阳气，使得补充的阳气能够通到四肢的末端。如果病程很长，也可以加用地龙、全蝎等搜风通络的药物帮助祛除络脉中的瘀滞。

应用针灸治疗时应当针灸并用，在气海、关元或者肾俞部位加用灸法，在疼痛局部用针刺的手法，此外，加用血海、三阴交等穴位。

➤ 饮食指导

这类患者气血虚弱是根本，所以在饮食方面一定以补气血为要，但补气血并不意味着要大鱼大肉，正因为患者脾胃虚弱，如盲目进补，反而给脾胃造成过大的负担，伤及脾胃，这样

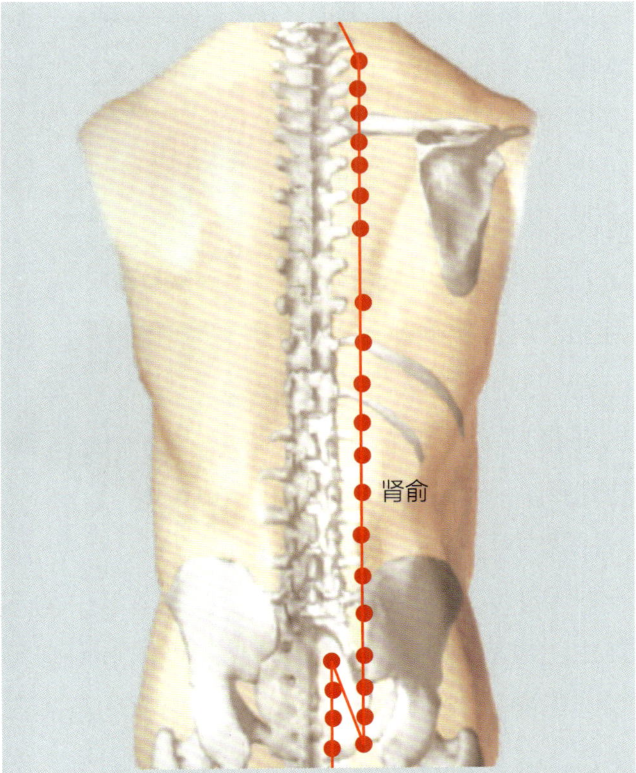

肾俞： 在腰部，当第2腰椎棘突下，旁开1.5寸。直刺0.8~1.5寸。

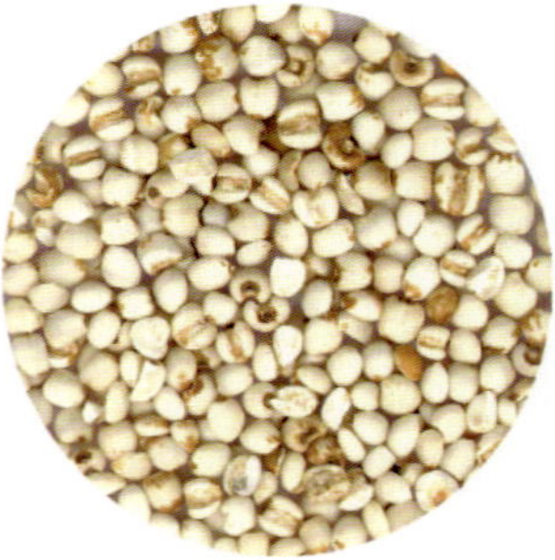

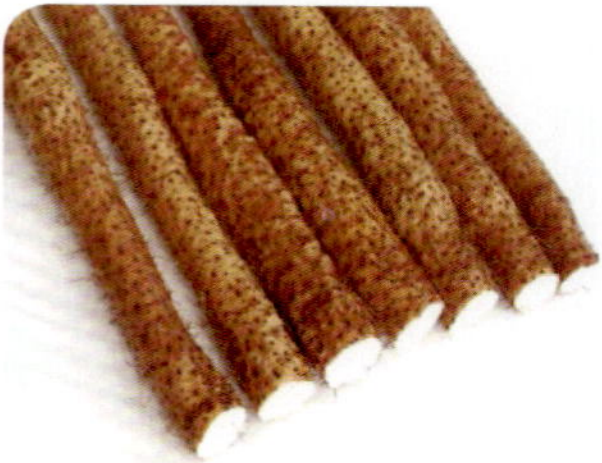

不仅使得原来的问题更重，还会使体内痰湿停聚，使病情由虚转为虚实夹杂，更为复杂，更难解决。

进补应当是健脾为主，所以，像小米、山药、薏苡仁及各种粗细粮都是他们的最佳选择。

肉类可以适当吃一些羊肉，以暖脾胃；蔬菜、水果适量，均不宜生吃或者冷冻之后食用；饮茶可以选用普洱等一些熟茶或者半熟茶，绿茶等偏凉的茶不应多饮。

尽量少吃油腻的食品，忌烟酒，甜食、过酸的食物少吃，生冷食物尤其应当忌口。

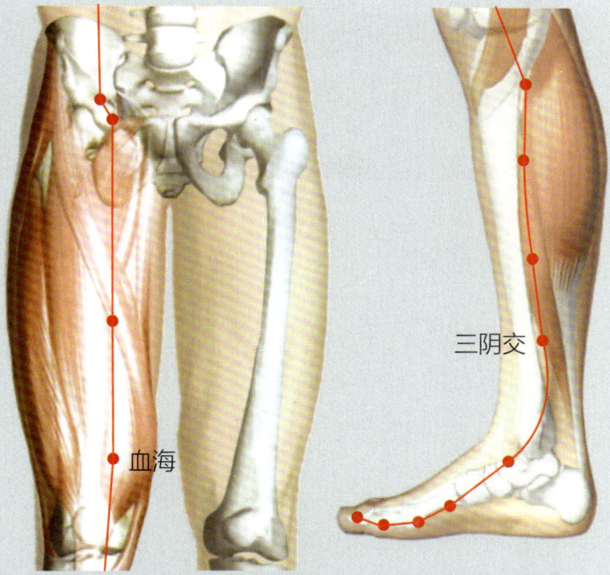

血　海：屈膝，在大腿内侧，髌底内侧端上2寸，当股四头肌内侧头的隆起处。直刺1.0～1.5寸。

三阴交：在小腿内侧，当内踝尖上3寸，胫骨内侧缘后方。直刺0.5～1.0寸，可透刺悬钟，亦可向下斜刺。

舌象2

暗淡舌，薄腻苔——正气亏虚

➤舌象解读

舌色暗红，舌面湿润，舌中部有薄薄的一层腻苔，这种舌象称为暗淡舌，薄腻苔。舌色暗淡说明正气亏虚，心血不足；薄腻苔说明运化失司，水液不化聚而成湿。

这种舌象多为正气亏虚，中焦运化不利而呈现的舌象。

同时患者会伴有全身乏力，记忆力减退，胃口变差，大便异常等一系列症状。属于气虚质体质。

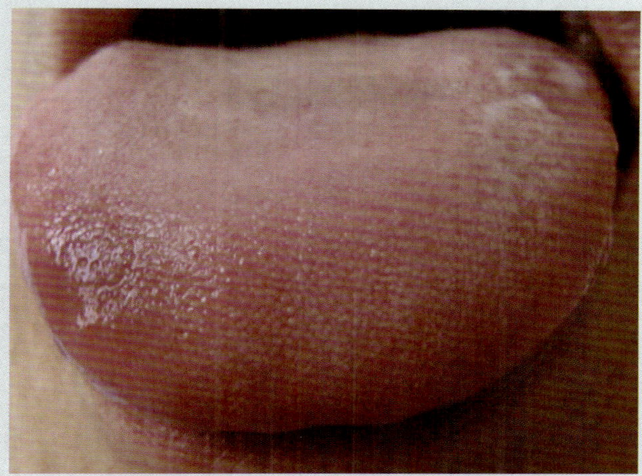

➤ 专家提示

首先应当注意饮食调护；其次帮助患者增加治疗信心，减轻思想负担（尤其要注意的是，家属对患者的关爱不应过度，否则会增加患者的心理负担）；放疗处皮肤要保持清洁，避免摩擦和各种化学刺激；适当锻炼，多接触大自然，帮助恢复机体自身的抗病能力。

采集过程

此舌象采自2009年8月就诊的一位淋巴癌患者。该患者9年前曾发食管癌，治疗后至今未发。于2009年3月检查，新发淋巴癌，并行放疗35次。现头晕，体位改变时明显，伴有疲劳、口干等，面色晦暗，白细胞及血小板均下降。放疗日久，耗伤正气，气虚不利，运化失司，水聚为湿，蒙于清窍，而出现此种舌象。

治疗建议

治疗应当健脾养血，扶正抑癌。中药以生黄芪、当归、白扁豆、太子参等健脾胃，养气血药物为主，配合使用泽泻、茯苓等化湿利水之品。临床常用验方：党参、土茯苓、炒白术、白扁豆、陈皮、山药、莲子肉、砂仁、薏苡仁、生甘草、桔梗，上药水煎服。此方健脾益气，醒脾化湿，对于放化疗后身体虚弱，尤其是胃

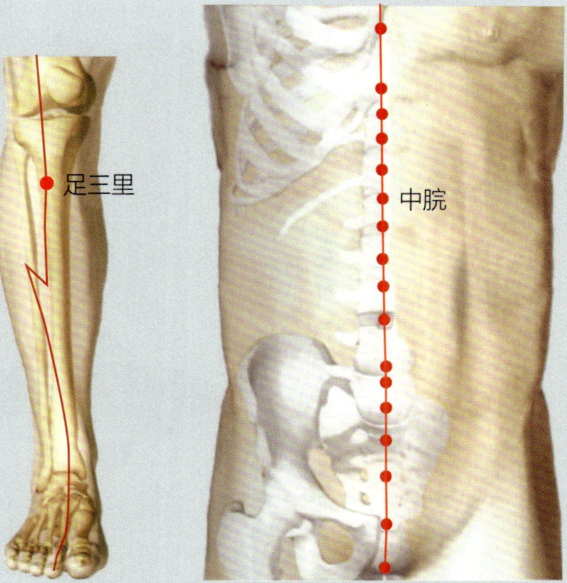

足三里：屈膝，当犊鼻下3寸，距胫骨前缘一横指（中指）。直刺1.0~2.5寸。

中　脘：在上腹部，前正中线上，当脐中上4寸。直刺0.8~1.2寸。

口欠佳的患者十分适用。

同时，可以配合在足三里、中脘等穴位进行艾灸。

饮食指导

气虚质体质宜食有益气健脾作用的食物。

不宜多食生冷苦寒、辛辣燥热及寒热偏性比较明显的耗气作用的食物。

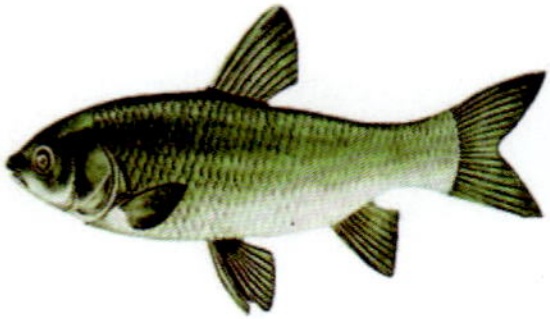

放疗可引起骨髓抑制，主要表现为白细胞和血小板下降。为防止骨髓抑制，要注意加强营养，适当多食鸡、鸭、鱼、肉等，但宜采用煮、炖、

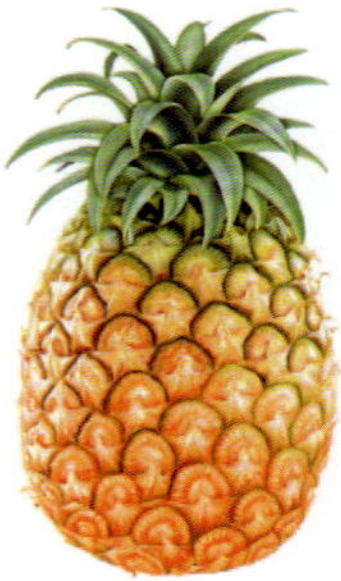

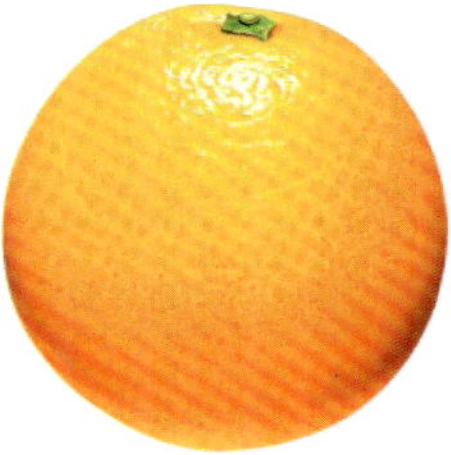

蒸等方法，而少用煎、炸等偏油腻的方式；还可以选择含铁较多的食品，如动物肝脏、肾脏、心脏、蛋黄等；蔬菜有菠菜、番茄、芹菜等；水果可以多吃李子、菠萝、桃、葡萄、大枣、杨梅、橙子、橘子等。另外，出现口干、咽痛、食管炎时，应食清凉、无刺激的食物，可将食物榨成汁，避免粗糙、坚硬食物刺激病灶；出现恶心、呕吐时，饮食应清淡不油腻，菜中可以放少量姜汁调味，忌食寒凉、黏腻食物；出现便秘时，多吃富含纤维素的水果、蔬菜，如苹果、土豆、红薯等。

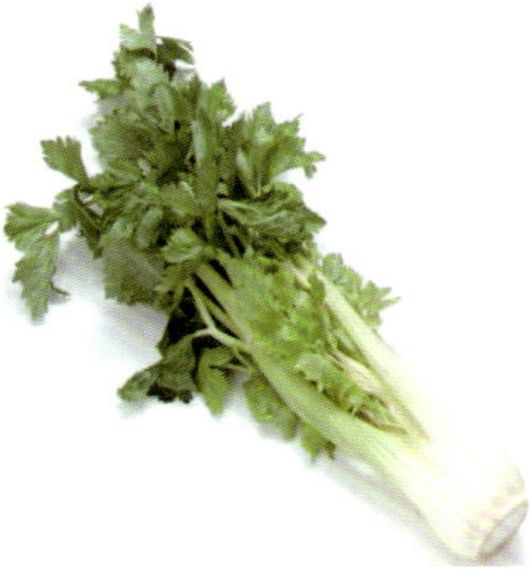

舌象 3

胖嫩镜面舌——脾气阴两虚

➤舌象解读

舌色偏红，舌质嫩，舌体胖大，舌苔全无，这种舌象即胖嫩镜面舌。舌色偏红说明有内热，但由于舌质是嫩的，所以这种热应该是虚热，而非实热；舌体胖大是脾气不足的表现，而舌面光脱如镜则是阴液大伤的外相。综上，这种舌象是典型的气阴两虚的表现，而且这种虚的病位在脾。这类患者会出现乏力、气短、精神萎靡、消化问题等一系列全身症状，严重者会出现心理或精神上的问题。

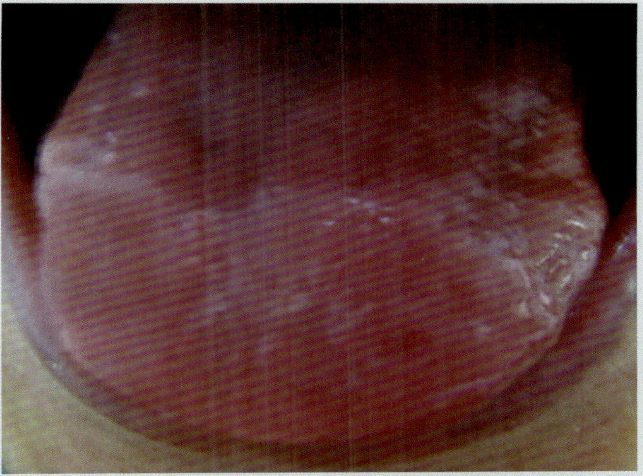

➤ 专家提示

这类患者气阴两虚，应当保证足够的睡眠和规律的作息时间以帮助恢复自身的调节功能；家人应当尽量舒缓患者的情绪问题，饮食问题尤其注意；患者要加强锻炼，不能因为全身疲乏就不动，但是运动的程度不能过于剧烈，以自身能承受为度。

➤ 采集过程

此舌象采自2009年7月就诊的一位女性患者。该患者患抑郁症多年，于16年前查出甲状腺功能减退，经过中西医多种治疗（口服优甲乐、氢化可的松等），效果均不明显。

现疲乏无力，易感冒、气短、时有腹胀，且情绪容易急躁。

患者脾气大虚，土虚木乘，肝风妄动，耗伤三阴，阴虚而内热，故而出现这种偏红的胖嫩镜面舌。

➤ 治疗建议

患者目前主要的问题是气阴两虚，同时，疾病的根源在脾虚，所以治疗时应当以并调三阴为要；同时，孤阴不生，独阳不长，兼顾脾气的化生也同样重要。

常用的中药主要有枸杞子、知母、黄柏、

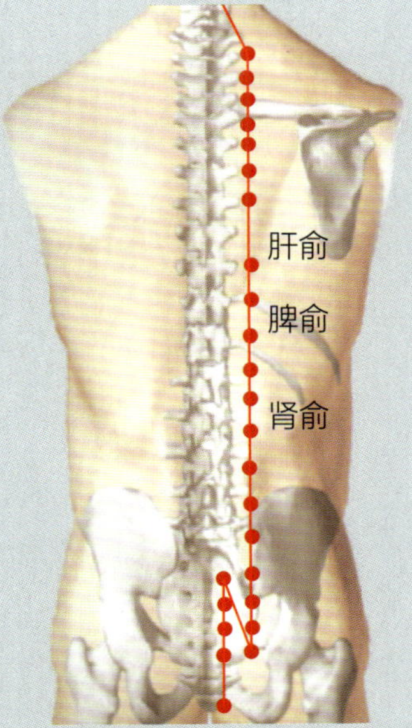

脾俞： 在背部，当第11胸椎棘突下，旁开1.5寸。向内斜刺0.5~1.0寸。

肾俞： 在腰部，当第2腰椎棘突下，旁开1.5寸。直刺0.8~1.5寸。

肝俞： 在背部，当第9胸椎棘突下，旁开1.5寸。向内斜刺0.5~1.0寸。

生地黄及太子参、生黄芪、淮山药、白扁豆等，我们常用的成药是知柏地黄丸和参苓白术丸，二者需要同时服用才可见效。

针灸可以用脾俞、肝俞、肾俞、太溪、三阴交等穴位。

饮食指导

这种类型的患者应当多吃富含蛋白质的食物，像各种肉类等；多吃富含铁的食物，像动物全血、鱼肉、畜肉、禽肉等。

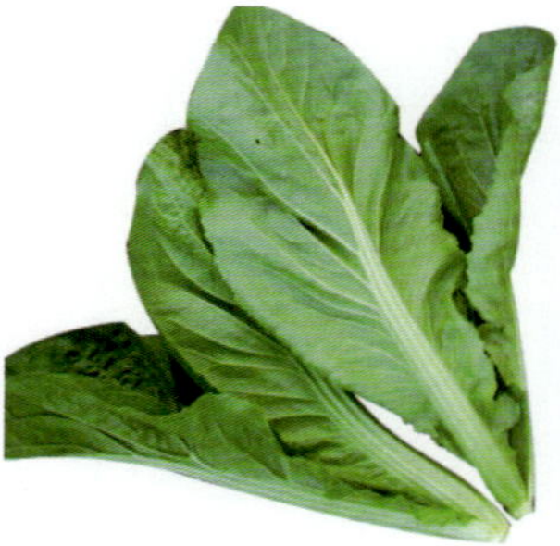

忌食芥菜、萝卜、大豆、花椰菜、油菜、核桃、卷心菜；忌食各种辛辣燥烈的食物，像辣椒、花椒等。

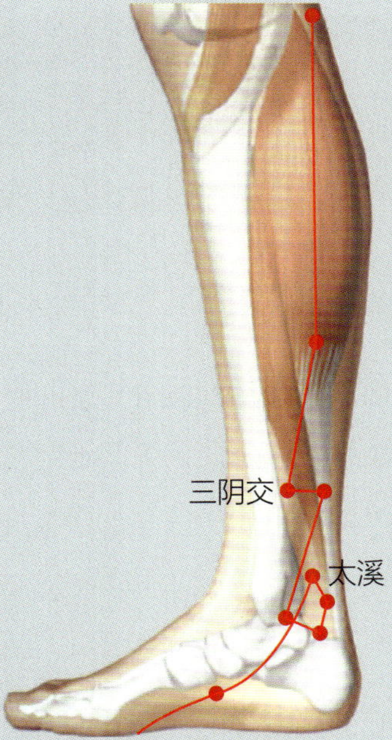

三阴交： 在小腿内侧，当内踝尖上3寸，胫骨内侧缘后方。直刺0.5～1.0寸，可透刺悬钟，亦可向下斜刺。

太　溪： 在足内侧，内踝后方，当内踝尖与跟腱之间凹陷处。直刺0.5～0.8寸。

舌象 4

淡黯舌——气血双亏

舌象解读

舌质淡黯，舌体适中，舌尖红少苔，有轻微瘀点，舌苔薄白，此类舌象称淡黯舌，临床上这种舌象多由于病情复杂，长期气血双亏所致。

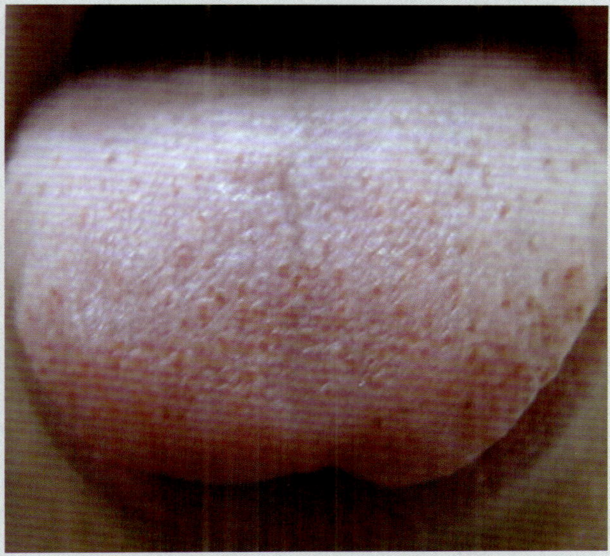

专家提示

① 保持乐观的人生观，稳定情绪。

② 戒烟，避免放射性侵害，慎用激素。加强对铅化合物接触的防护。

③ 注意定期复查，密切监测血压。

采集过程

此舌象采自2009年6月就诊的一位肾癌患者。

就诊时患者伴重度贫血，面白无华，腰痛，肉眼血尿，神疲乏力，眩晕，少气懒言，自汗，心烦，偶有低热，精神状态很差。

治疗建议

治宜补气养血，祛瘀解毒。药物以炙黄芪、太子参、猪苓、茯苓、赤白芍、干地黄、当归、鸡血藤、丹参、阿胶、炒白术、龙葵、夏枯草、半枝莲等组方，扶正为主，兼顾活血化瘀解毒。

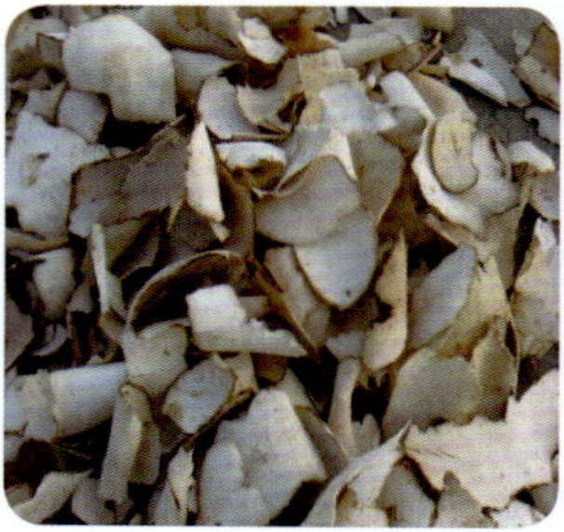

成药可服用八珍丸、健脾益肾颗粒。

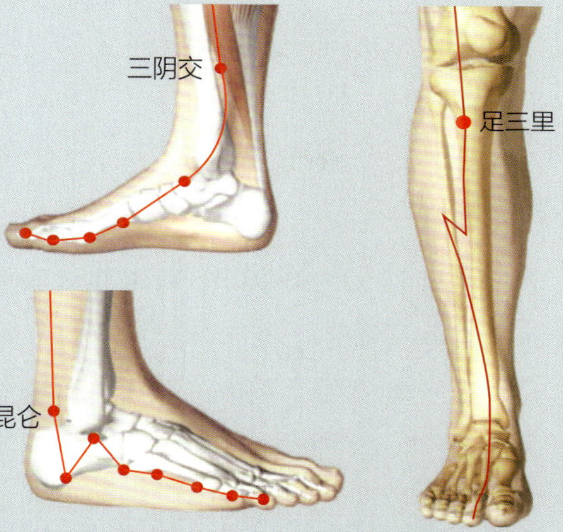

三阴交： 在小腿内侧，当内踝尖上3寸，胫骨内侧缘后方。直刺0.5~1.0寸，可透刺悬钟，亦可向下斜刺。

足三里： 屈膝，当犊鼻下3寸，距胫骨前缘一横指（中指）。直刺1.0~2.5寸。

昆　仑： 在足部外踝后方，当外踝尖与跟腱之间凹陷处。直刺0.5~1.0寸。

针灸取三阴交、昆仑、足三里等穴针灸并用，还可以用复方丹参注射液稀释在生理盐水中，每日穴位注射。

饮食指导

养成良好的饮食习惯，不吃霉变、熏或腌制食品，适当控制糖、盐的摄取。

以下两个食疗验方能够益气养血，补虚生肌，是大病、久病后气血双补的膳食佳品。

◎ 莲子薏米汤

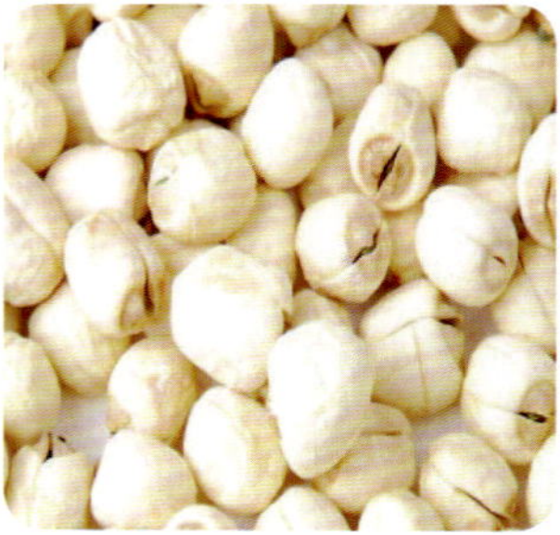

[原料] 薏苡仁 30 克，莲子 20 克，茯苓 15 克，冰糖适量。

[制法] ① 将薏苡仁洗净；莲子去心，洗净；茯苓洗净，用干净

纱布包好，备用。

② 砂锅内加水适量，放入薏苡仁、莲子、茯苓药袋，大火烧沸后，改用文火煮至莲子熟烂，拣出药袋，调入适量冰糖即成。

◎ 人参黄芪炖生鱼

[原料] 生鱼1条（约250克），人参10克，黄芪30克，大枣5枚。

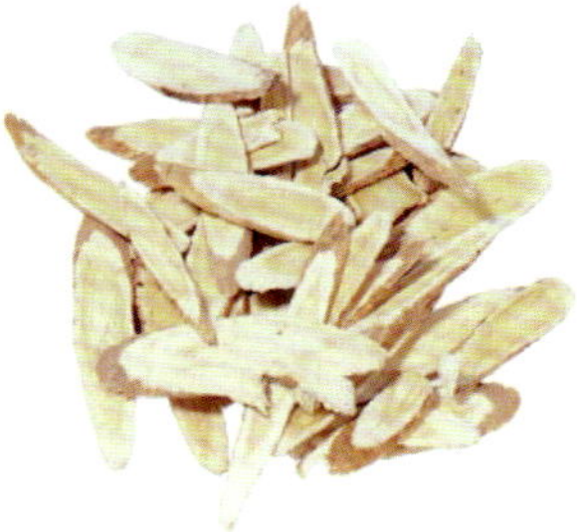

[制法] ① 将人参洗净，切片；生鱼去鳞、鳃、内脏，洗净；黄芪、大枣洗净。

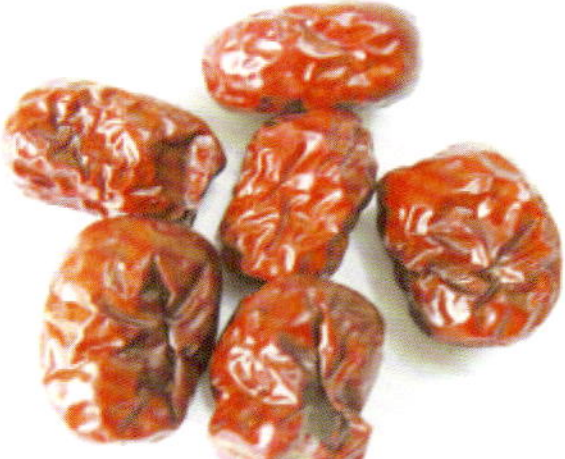

② 把全部用料一齐放入炖盅内，加开水适量，隔水炖2小时，去黄芪，捞起生鱼，调味即可。

舌象 5

舌淡胖，苔白——气虚便秘

舌象解读

舌色淡，舌质嫩，舌苔白，舌体稍大，这种舌象多由气虚引起，肺脾气亏，宗气不足，故表现出舌淡胖嫩、苔白等。

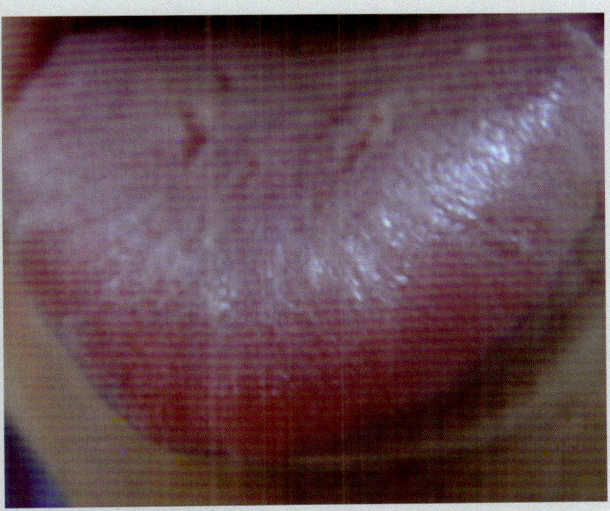

➤ 专家提示

便秘患者首先要养成定时排便的好习惯，除了平时增加营养，饮食调护之外，也要加强体育锻炼，增强体质。高血压、心脏病患者尤其要注意预防便秘，防止心脑血管意外的发生。

采集过程

此舌象采自2009年7月就诊的一位便秘患者。患者素体阳虚，一直便秘。同时伴面白、口唇色淡、临厕努挣乏力、难于排出、便后汗出气短、神疲、肢倦懒言等。

治疗建议

治疗宜补气健脾。主要用人参、黄芪、白术、炙甘草、当归、陈皮、升麻、柴胡、火麻仁等组方。成药补中益气丸也可用于治疗。针灸取百会、气海、大肠俞、关元、足三里等穴，针用补法加灸。

饮食指导

饮食上注意增加膳食中的纤维量，可多吃粗粮、杂粮，多吃蔬菜、水果，摄取足量水分，每日进水量约2000毫升，清晨空腹饮1～2杯

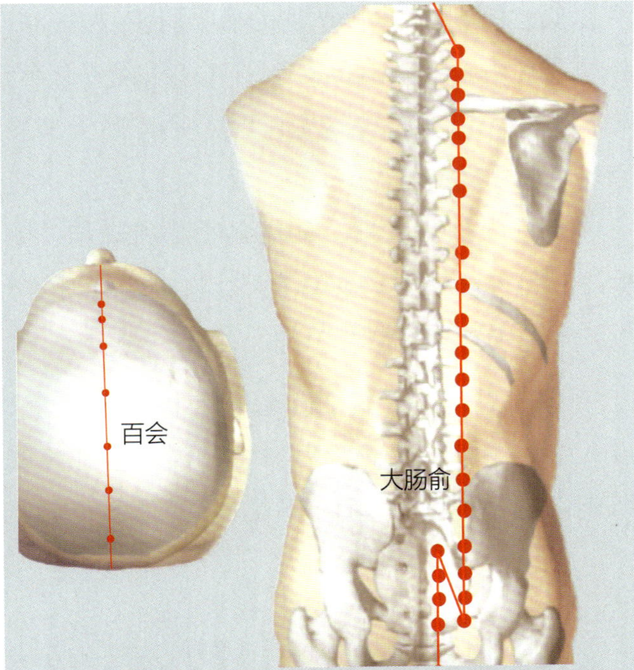

百　会： 在头部，当前发际正中直上5寸，前顶后1.5寸。平刺0.5～0.8寸。

大肠俞： 在腰部，当第4腰椎棘突下，旁开1.5寸。直刺0.8～1.5寸。

淡盐水也有帮助。食用适量的植物脂肪，如香油、豆油或食用含植物油多的坚果（如核桃或芝麻）等。另外可以多吃些蜂蜜、酸奶等有助于润肠和增加肠蠕动的食物。

少用强烈刺激性、助热食物，如辣椒、咖喱等。另外忌烟酒，少喝浓茶、咖啡、饮料等。

◎ 牛奶鸡蛋饮

鸡蛋 1 枚，牛奶 250 毫升。将鸡蛋去壳，放入牛奶中搅匀，煮沸后待温，加入少许蜂蜜即成，晨起饮服。适用于习惯性便秘。

◎ 炒竹笋

竹笋 250 克，植物油 50 毫升。将竹笋去皮切片，用植物油按常法炒熟，佐餐，可常食，适用于习惯性便秘。

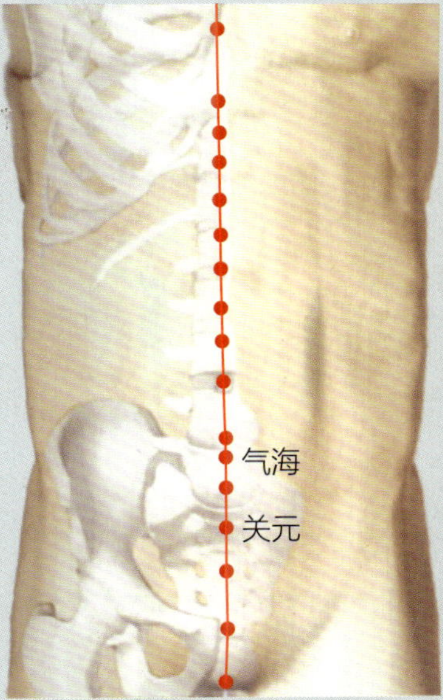

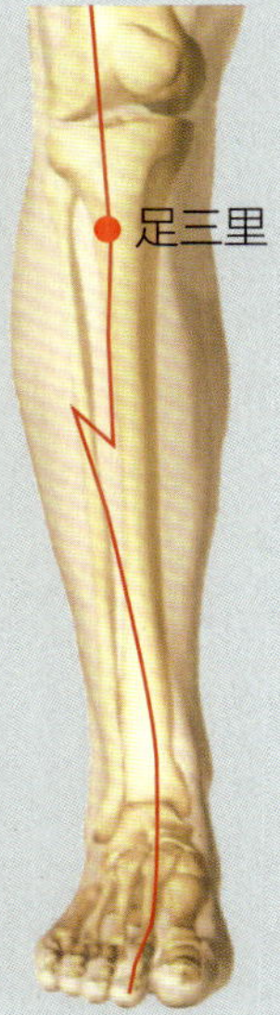

气　海： 在下腹部，前正中线上，当脐中下1.5寸。直刺0.5~1.5寸。

关　元： 在下腹部，前正中线上，当脐中下3寸。直刺0.5~1.5寸。

足三里： 屈膝，当犊鼻下3寸，距胫骨前缘一横指（中指）。直刺1.0~2.5寸。

舌象 6

舌淡胖，边有齿痕，苔白——脾虚泄泻

舌象解读

舌质淡，苔白，舌体胖大，边缘齿痕。

多由脾胃虚弱，脾气不能生发，水谷运化障碍，清浊不分，并走大肠所致。

此类舌象多见于亚健康人群。

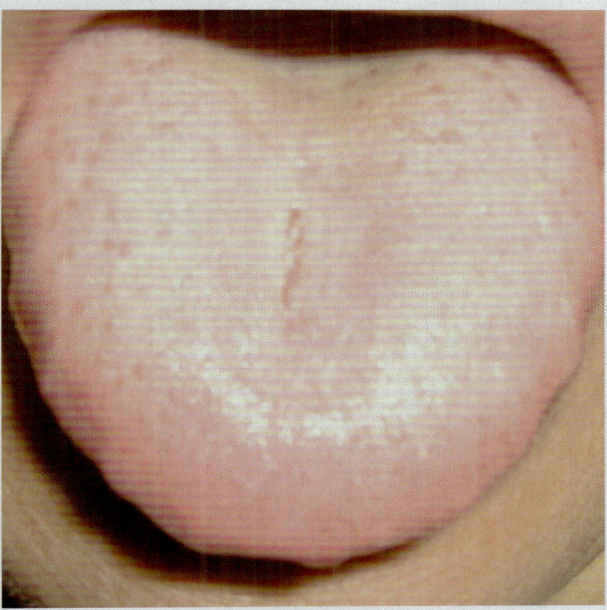

➤专家提示

对于脾胃虚弱泄泻，除了药物治疗外，重在饮食调护，平时生活中要尤其注意饮食禁忌。

➤ 采集过程

本舌象采自 2009 年 7 月就诊的一位泄泻患者。患者泄泻已有几个月，服用普通止泻药效果不佳，反而症状加重。同时泻下物夹有不消化食物，反复发作，腹胀，尤其饭后加重，腹部隐痛，神疲倦怠，面色萎黄等。另外食用辛辣刺激、油腻等食物稍多马上会出现腹泻。

➤ 治疗建议

治疗宜健脾益气，化湿止泻。主要用人参、白术、茯苓、甘草、山药、桔梗、白扁豆、莲子肉、砂仁、薏苡仁、陈皮、大枣、干姜等组方。成药可服用参苓白术丸、健脾丸等。针灸取脾俞、胃俞、中脘、天枢、关元等穴，针用补法，宜灸足三里穴。

➤ 饮食指导

平时多吃健脾养胃的食物，如山药、莲子、

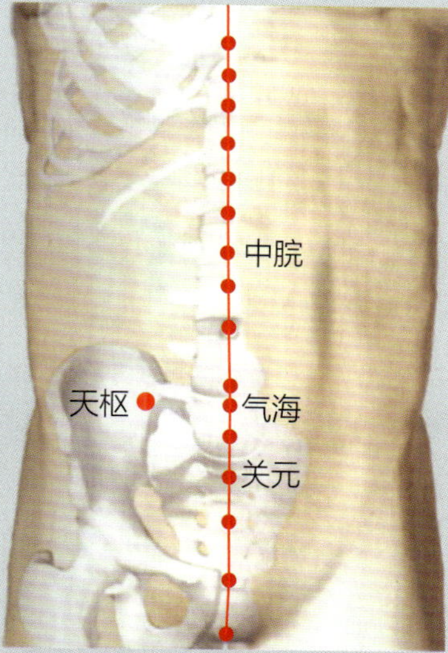

中脘： 在上腹部，前正中线上，当脐中上4寸。直刺0.8~1.2寸。

气海： 在下腹部，前正中线上，当脐中下1.5寸。直刺0.5~1.5寸。

关元： 在下腹部，前正中线上，当脐中下3寸。直刺0.5~1.5寸。

天枢： 在腹中部，距脐中2寸。直刺1.0~1.5寸。

红薯、粳米、扁豆、豇豆、香菇、薏苡仁、大枣、蜂蜜、栗子及牛肉、牛百叶等，对提高体力，应对竞争压力非常好。补益脾胃的中草药有人参、茯苓、黄芪、白术、甘草、红景天等，与食物配制成药膳效果更佳。少吃西瓜、梨、柚子、金橘、橙子等寒性、偏泻的水果；蔬菜类少吃冬瓜、生萝卜、大蒜。另外，平时要尽量少喝牛奶，少吃油炸食品、口香糖、冷饮、冰糕、凉茶等。

◎ 大枣小米粥

取大枣10枚，小米30克。将小米清洗后上锅，用小火炒成略黄，然后加入水及大枣，大火烧开后小火熬成粥食用。适用于消化不良伴有厌食者。

◎ 莲子山药粥

取莲子30克，山药80克，粳米50克。将莲子去皮及心，加山药、粳米及水煮粥食用。适用于脾胃虚弱所致消瘦、食欲不振者。

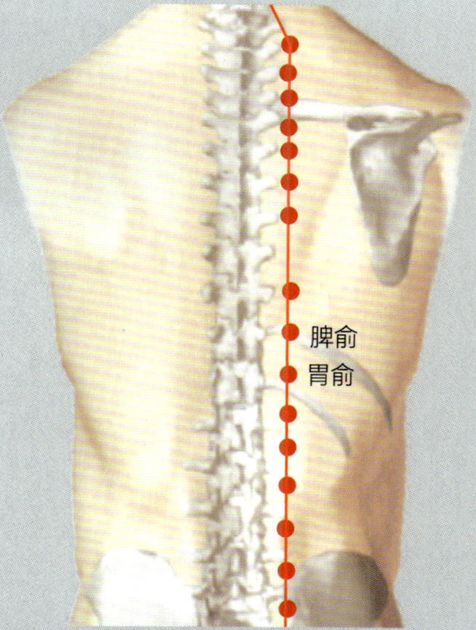

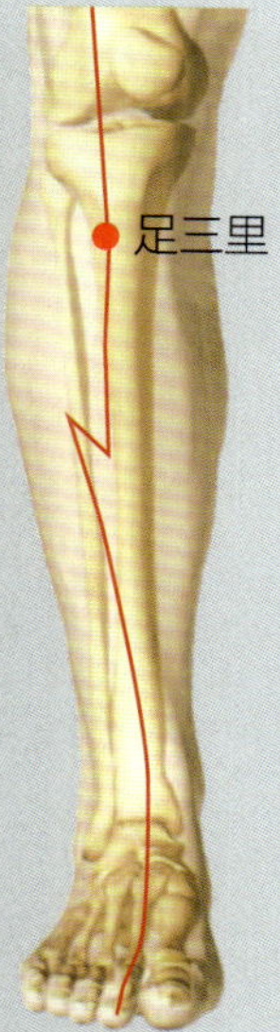

脾　俞： 在背部，当第11胸椎棘突下，旁开1.5寸。向内斜刺0.5～1.0寸。

胃　俞： 在背部，当第12胸椎棘突下，旁开1.5寸。向内斜刺0.5～1.0寸。

足三里： 屈膝，当犊鼻下3寸，距胫骨前缘一横指（中指）。直刺1.0～2.5寸。

舌象 7

淡红舌——气血两虚

➤ 舌象解读

舌质淡红，舌体稍胖大，舌尖有散在瘀点，舌苔薄白，此类舌象称淡红舌。

这种舌象多见慢性消耗性疾病，长期正气亏虚，气虚血瘀所致。

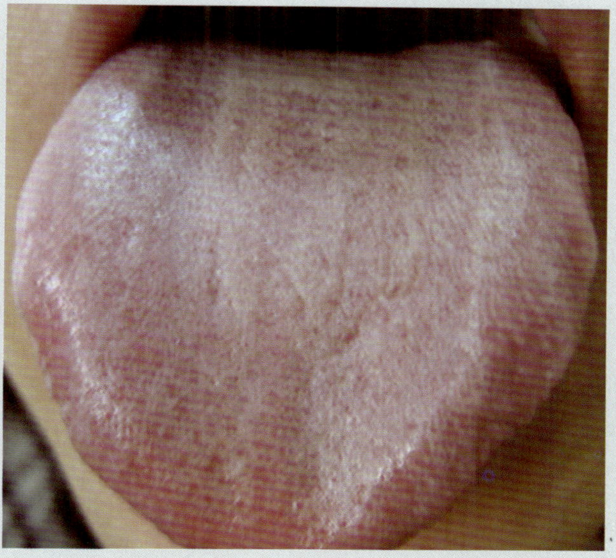

➤专家提示

乳腺癌患者可以根据自己的爱好、体质、病情、环境来选择一些气功进行锻炼，如十二段锦、太极拳等可以调畅情志，有利于病情恢复。

采集过程

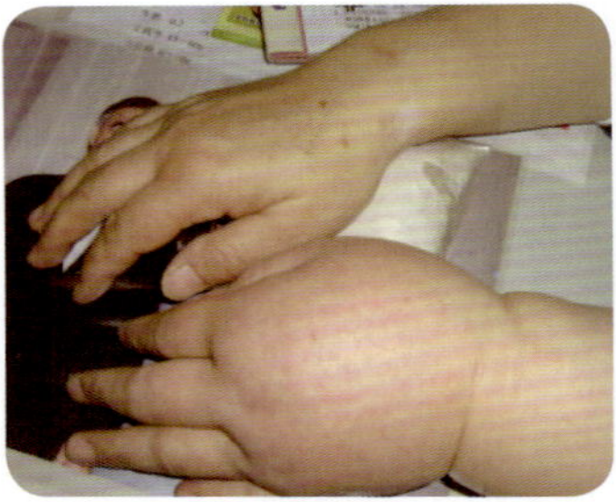

此舌象采自2009年6月就诊的一位乳腺癌患者，就诊时术后半年左右，肿瘤复发转移到肺上，伴少量咳嗽、气短、乏力、失眠。另外，因术后造成的静脉瓣损伤，左侧上肢呈象皮肿，偶有疼痛、发热等。

治疗建议

治宜调补气血，化瘀消肿。药物以黄芪、党参、白术、茯苓、当归、远志、酸枣仁、仙鹤草、泽泻，车前子、丹参等组方。成药可服用归脾汤配合健脾益肾颗粒。针灸取乳根、肺俞、肩井、三阴交、血海、足三里等穴，采用平补平泻手法。

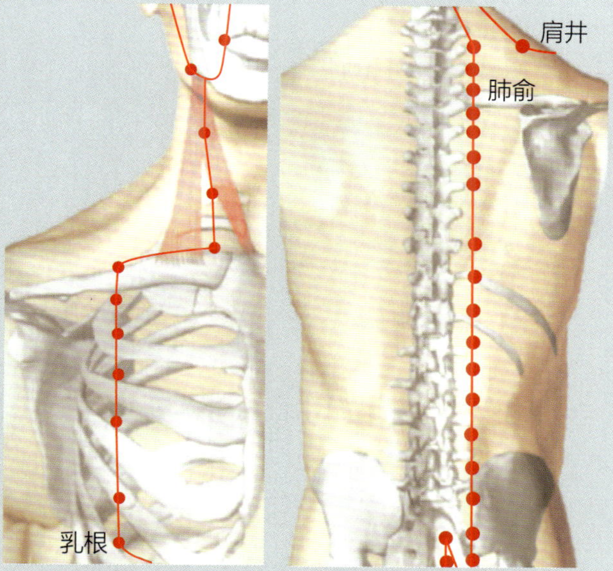

乳根： 在胸部，当乳头直下，乳房根部，当第5肋间隙，距前正中线4寸。斜刺0.5～0.8寸。

肩井： 在肩上，前直乳中，当大椎与肩峰连线的中点上。直刺0.5～0.8寸。

肺俞： 在背部，当第3胸椎棘突下，旁开1.5寸。向内斜刺0.5～1.0寸。

➤ 饮食指导

乳腺癌患者可多服用宽胸利膈之品，如橘子、苹果、丝瓜、冬瓜、萝卜等。禁食肥甘油腻，辛辣刺激之品。

◎ 菱角薏仁茶

[原料] 菱角肉 60 克，薏苡仁 30 克，绿茶 1.5 克。

[制法] 菱角肉切片与薏苡仁加水同煎，沸后 30 分钟，加绿茶泡 10 ～ 15 分钟。每日 1 剂，分 3 次服。

◎ 海藻白酒汤

[原料] 海藻 250 克，白酒 500 毫升。

[制法] 将海藻切段，白酒浸泡 5 ～ 7 天，少少饮之，每日饮 3 ～ 5 次。

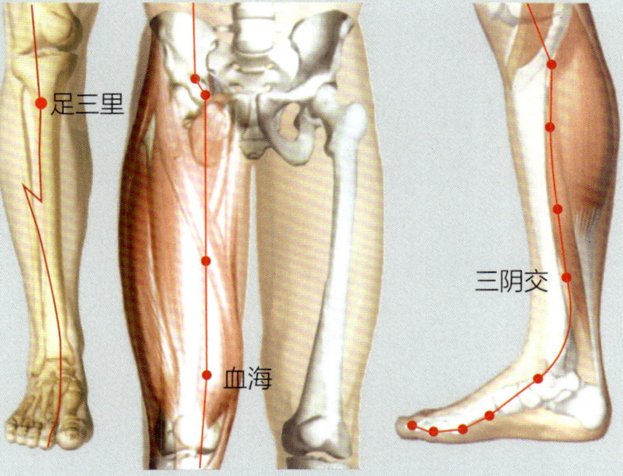

血　海： 屈膝，在大腿内侧，髌底内侧端上2寸，当股四头肌内侧头的隆起处。直刺1.0～1.5寸。

足三里： 屈膝，当犊鼻下3寸，距胫骨前缘一横指（中指）。直刺1.0～2.5寸。

三阴交： 在小腿内侧，当内踝尖上3寸，胫骨内侧缘后方。直刺0.5～1.0寸，可透刺悬钟，亦可向下斜刺。

舌象 8

舌淡红，苔薄白——月经先期

➤ 舌象解读

舌质淡红，舌苔薄白，舌体瘦薄。

此种舌象多是脾气虚弱之象，加之中气虚弱，脾不统血，冲任不固所致。

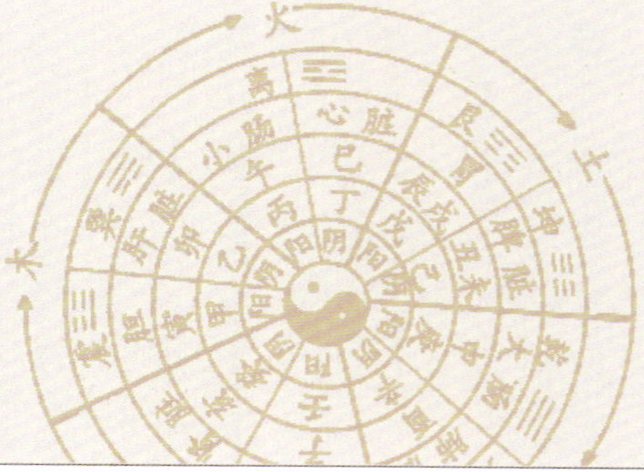

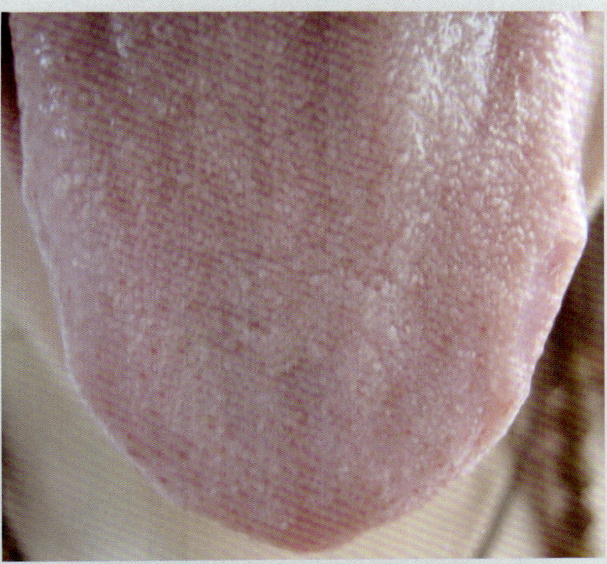

专家提示

生活中需要注意的是，月经期间不能持重物或者干体力活；另外需要注意的是，无论经期与否都要保持心情舒畅，心理调适配合药物治疗才能起到良好的功效。

采集过程

此舌象采自 2009 年 7 月就诊的一位月经不调（先期）患者。

该患者每月行经均提前 1 周左右，同时伴经色淡，质稀，神疲肢倦，气短懒言，纳少便溏等。

治疗建议

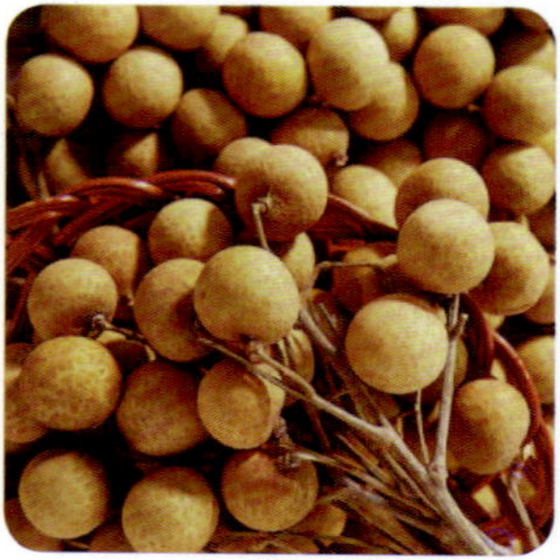

治疗宜补脾益气，固冲调经。

主要用白术、当归、茯苓、黄芪、远志、龙眼肉、酸枣仁、人参、木香、山药、薏苡仁、炙甘草等组方。

成药可用人参归脾丸。

针灸治疗取气海、足三里、地机、脾俞等穴，

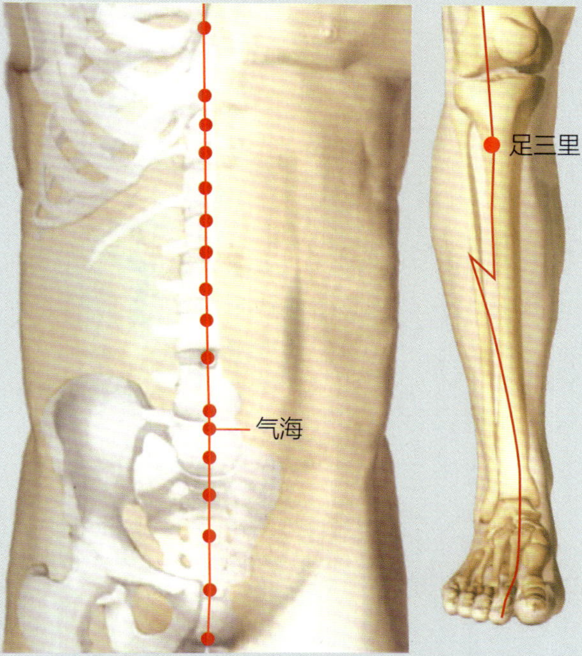

气　海：在下腹部，前正中线上，当脐中下1.5寸。直刺0.5～1.5寸。

足三里：屈膝，当犊鼻下3寸，距胫骨前缘一横指（中指）。直刺1.0～2.5寸。

针用补法，脾俞加灸。

➤饮食指导

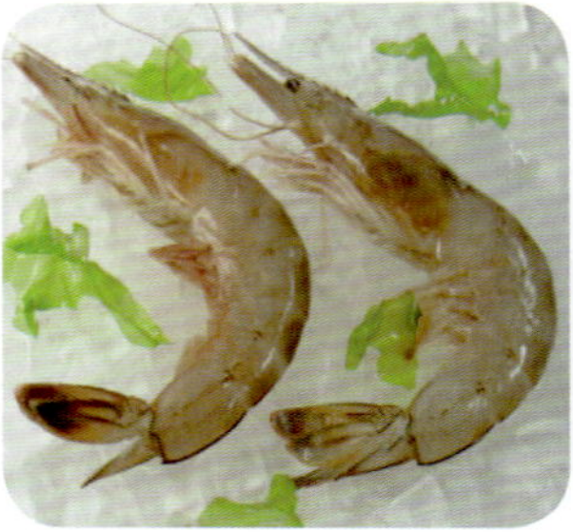

补气补血可以多吃些牛肉、鸡肉、猪肉、糯米、大豆、白扁豆、大枣、鲫鱼、鲤鱼、鹌鹑、黄鳝、虾、蘑菇、乌骨鸡、黑芝麻、核桃肉、龙眼肉、猪血、猪肝、红糖、赤豆等。

气血虚的患者尽量少吃荞麦、柚子、柑、金橘、橙子、荸荠、生萝卜、薤白、砂仁、菊花、茶叶等，这些食物偏凉，容易耗伤气血。

忌烟酒。

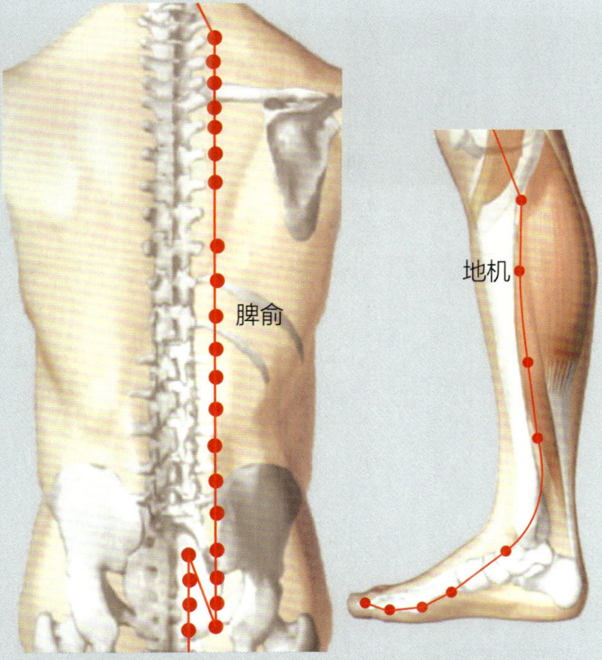

脾俞：在背部，当第11胸椎棘突下，旁开1.5寸。向内斜刺0.5~1.0寸。

地机：在小腿内侧，当内踝尖与阴陵泉的连线上，阴陵泉下3寸。直刺0.5~0.8寸。

舌象 9

淡白舌——失眠

舌象解读

舌质淡白、质嫩，苔薄，多见于心血不足、脾虚气弱所致的心神失养，脾失健运，脾失统血等虚弱证候。

此类舌象常见于工作劳累，精神压力比较大或者平时脾胃功能差的人群。

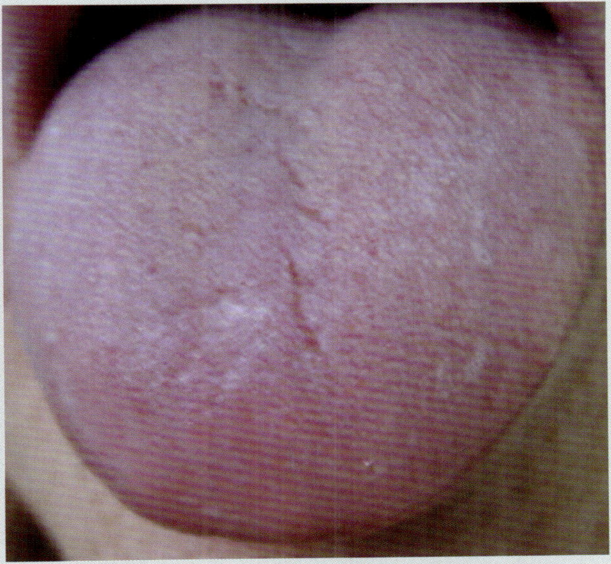

专家提示

失眠很多时候是因精神因素引起的，所以要学会倾诉和宣泄，及时疏导心理和精神的压力，不要对生活过于苛求，使心情轻松舒畅，对睡眠绝对有益。

采集过程

此舌象采自2009年4月一位就诊的失眠患者，患者经服用西药治疗无明显效果，故服中药调理。就诊时自诉伴多梦、易醒、头晕、倦怠乏力、气短、面色少华，偶有心悸，经常腹胀，大便溏泻等。患者自己经商，吃饭不规律，贪凉，经常熬夜玩网游。

治疗建议

治疗宜补益心脾，养心安神。多用人参、白术、黄芪补气健脾，用远志、酸枣仁、龙眼肉、合欢皮、夜交藤等补心益脾，安神定志；用当归滋阴养血；木香行气疏脾。针灸取穴脾俞、心俞、神门、三阴交等，用补法加灸。

饮食指导

失眠者除了寻求医生帮助外，还应注意自己

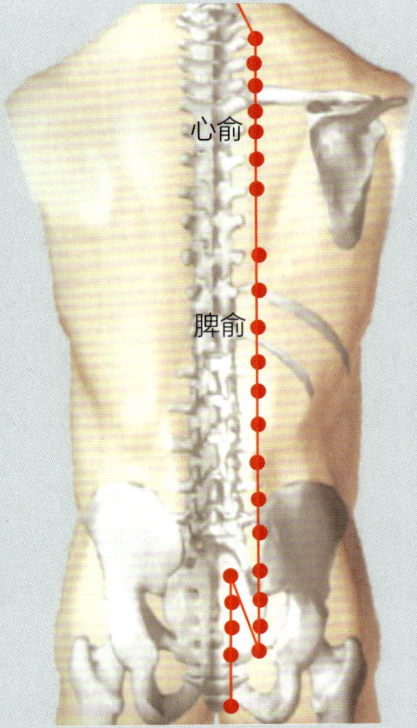

心俞： 在背部，当第5胸椎棘突下，旁开1.5寸。向内斜刺0.5～1.0寸。

脾俞： 在背部，当第11胸椎棘突下，旁开1.5寸。向内斜刺0.5～1.0寸。

的饮食结构，晚餐应该吃少一点，如果吃得太晚，饱腹入睡，则很难入睡。晚餐要吃一些比较容易消化的食物，不可吃太多纤维性的食物，以免刺激肠胃，引起腹胀，影响睡眠。同时饮食以清淡为主，少吃一些含水分过多的食物，以免夜尿多而影响睡眠。另外，牛奶中含有的生化物质色氨酸具有催眠作用，睡前喝适量牛奶也有很大帮助。香甜的桂圆可补血，也是滋养心阴的好食物，和适量的大枣、莲子及糯米一同煮成粥，早上食用养心安神的效果更佳。

少吃油腻、煎炸、熏烤食物，避免吃辛辣、刺激性的温燥食物，如浓茶、咖啡，忌食胡椒、葱、蒜、辣椒等刺激性食物，这些食物对胃有刺激，会影响睡眠。菜品宜清淡，避免高油脂的肉类、点心等食物。经常腹部胀气的人晚上要少吃易胀气的食物，如豆类、洋葱、青椒、土豆、红薯、芋头、玉米、香蕉、面包、柑橘类水果等。

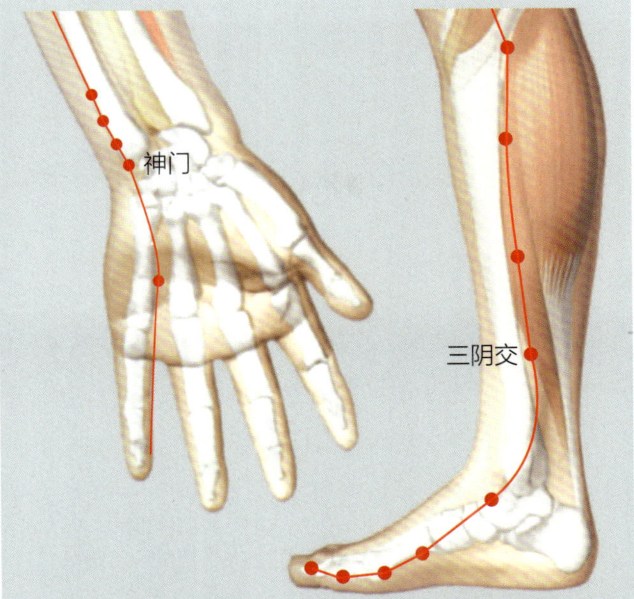

神　门： 在腕部，腕掌侧横纹尺侧端，尺侧腕屈肌腱的桡侧凹陷处。直或斜刺0.3~0.5寸。

三阴交： 在小腿内侧，当内踝尖上3寸，胫骨内侧缘后方。直刺0.5~1.0寸，可透刺悬钟，亦可向下斜刺。

舌象 10

舌淡胖，苔白——咳嗽

➤舌象解读

舌质淡，舌苔白，舌体边缘有轻微齿痕，舌体稍胖大。

这种舌象多由肺肾气虚，肃降失常所致。

长期肺气虚弱，久病及肾，肾为气之根，肾不纳气则咳嗽。

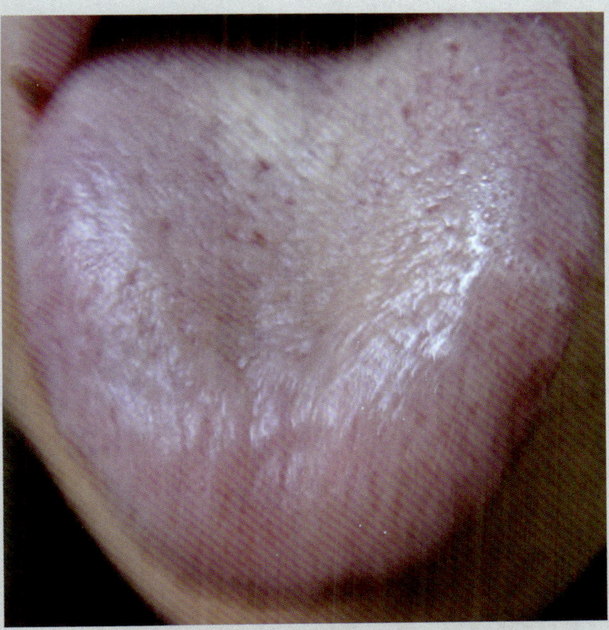

专家提示

此类咳嗽治疗周期较长，所以患者自身一定要坚持治疗；另外要注意饮食、心情、体育锻炼的整体调护，注意防寒，避免感冒。

采集过程

此舌象采自2009年6月就诊的一位咳嗽患者，因素体虚弱，咳嗽日久不愈，遇劳累、着凉、生气加重，无痰或咳吐少量稀白痰，伴有短气，面色㿠白，声音低微、容易感冒、腰冷，下肢沉重等症状。

治疗建议

治疗宜补肾纳气、止咳。多用熟地黄、山茱萸、山药、茯苓、泽泻、牡丹皮、制附子、人参、蛤蚧、白术、五味子等组方。成药可以服用六味地黄丸和参蛤丸治疗。针灸取肾俞、太溪、肺俞、太渊、膏肓、足三里等穴，常用补法或灸法。

饮食指导

肾虚咳嗽患者，要少吃凉性水果、蔬菜等生冷食物，少吃甜、辛辣、油腻的食物。

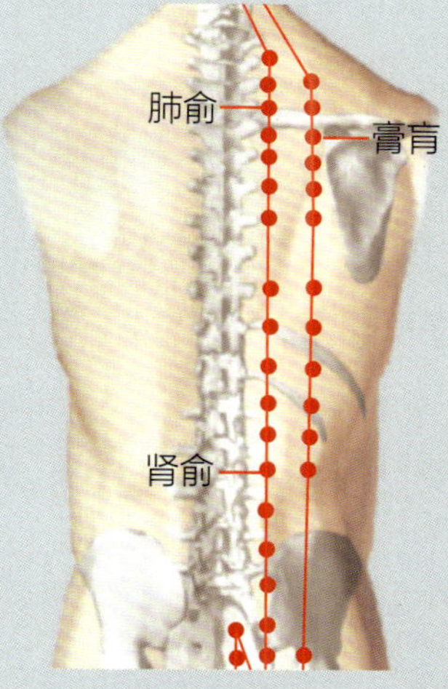

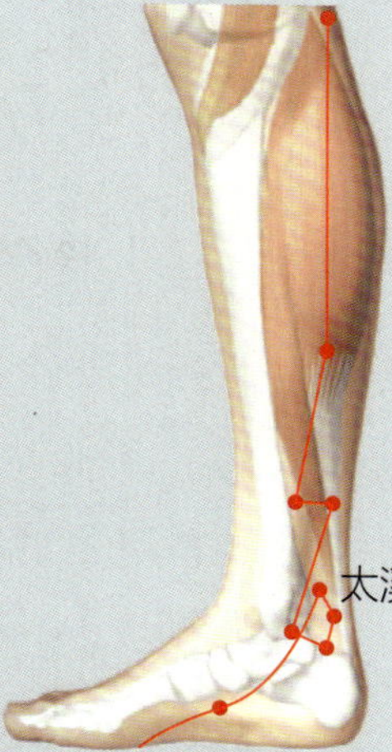

肺俞： 在背部，当第3胸椎棘突下，旁开1.5寸。向内斜刺0.5～1.0寸。

肾俞： 在腰部，当第2腰椎棘突下，旁开1.5寸。直刺0.8～1.5寸。

膏肓： 在背部，当第4胸椎棘突下，旁开3寸。斜刺0.5～0.8寸。

太溪： 在足内侧，内踝后方，当内踝尖与跟腱之间凹陷处。直刺0.5～0.8寸。

◎ 莲实雪耳汤

[原料] 去心莲子25克，芡实、山药各15克，银耳10克，鸡蛋1只，白糖适量。

[制法] 将去心莲子、银耳用清水浸泡洗净，与洗净的芡实、山药同时放入砂锅，加水适量，用大火煮沸转用小火慢炖约1小时，至莲子、银耳熟烂时将鸡蛋打匀，倒入锅里，酌加白糖调味，稍沸即可。

◎ 黄芪炖鸡汤

[原料] 鸡肉200克，黄芪片50克，生姜、黄酒、盐各适量。

[制法] 将鸡肉洗净放入锅中，加入清水，放入生姜，大火烧开撇去浮沫，加黄酒、黄芪，再以小火烧煮。待鸡肉熟透，加少量精盐，再烧数分钟，调味适量即可饮用。

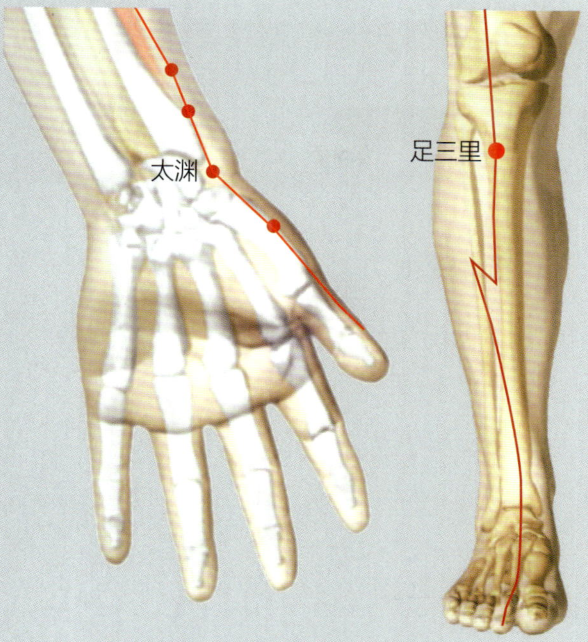

太　渊： 在腕掌侧横纹桡侧，桡动脉搏动处。直刺0.2~0.3寸；避开桡动脉。

足三里： 屈膝，当犊鼻下3寸，距胫骨前缘一横指（中指）。直刺1.0~2.5寸。

舌象 11

淡红舌，苔薄白——感冒

➤ 舌象解读

舌质淡红，舌苔薄白，舌体适中。

此种舌象多由素体阳虚，风寒外袭，肺气失宣，上窍不利所致。

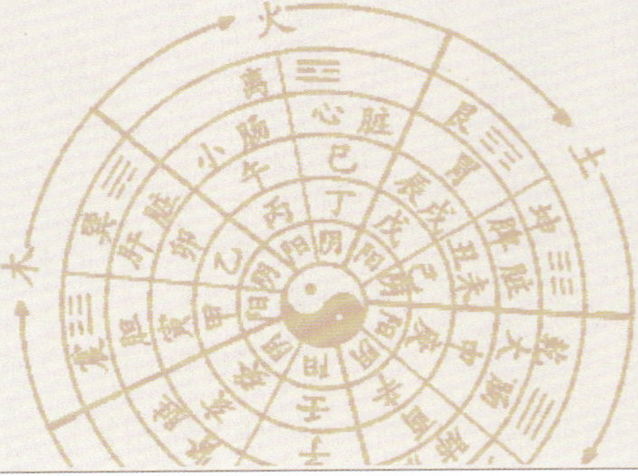

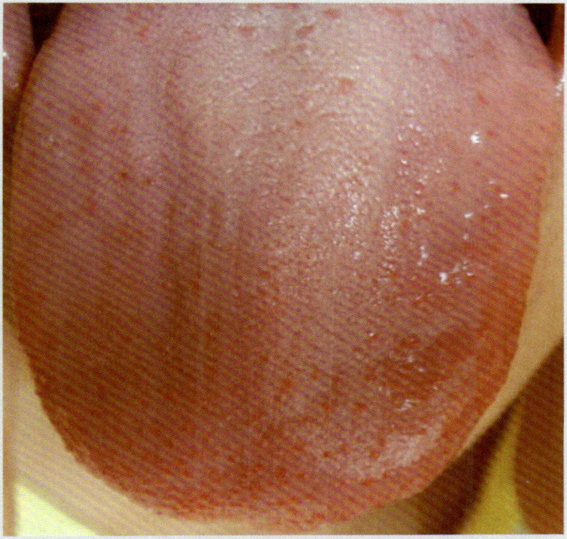

专家提示

大多数患者认为感冒不是大病，在服药后症状稍有缓解时便自行停药。这种情况不可取，治疗期间最好等全身症状消失后再巩固服药，以达到标本根治。

➤ 采集过程

本舌象采自2009年6月就诊的一位风寒感冒患者，因夜间着凉，发病5日，伴恶寒发热、头痛无汗、四肢酸痛、鼻塞、流清涕等。

➤ 治疗建议

治疗宜辛温解表、宣肺散寒。多用杏仁、紫苏叶、防风、荆芥、羌活、独活、柴胡、前胡、枳壳、茯苓等中药组方。成药可以服用感冒清热冲剂治疗。针灸取列缺、迎香、中脘、风池、合谷等穴，用泻法。

➤ 饮食指导

根据中医“寒者热之，热者寒之，虚者补之，实者泻之”的治疗原则，凡风寒感冒者宜吃温热性或平性的食物，诸如醋、胡椒、花椒、肉桂、大米粥、砂仁、金橘、柠檬、洋葱、南瓜、青菜、赤小豆、豇豆、杏、桃、樱桃、山楂等。忌食

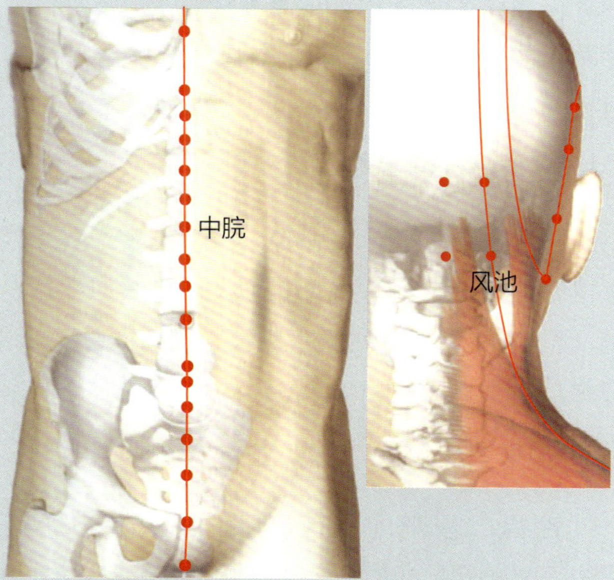

中脘： 在上腹部，前正中线上，当脐中上4寸。直刺0.8～1.2寸。

风池： 在项部，当枕骨之下，与风府相平，胸锁乳突肌与斜方肌上端之间的凹陷处。针尖微下，向鼻尖方向斜刺0.8～1.2寸。

生冷、油腻等食物，如酸葡萄、生萝卜、柿饼、生藕、生地瓜、生菜瓜、生荸荠、生黄瓜、金银花、香蕉、西瓜、绿豆芽、芹菜等。

◎ 生姜红糖茶

生姜性温，味辛，可散寒发汗、解表祛风，适宜风寒感冒者食用。民间常以生姜3片，红糖适量，开水冲泡，俗称生姜红糖茶，频频饮用，汗出即愈。

◎ 葱白

性温，味辛，具有调节体温，使汗腺正常排汗的作用，并可减少和预防伤风感冒的发生，适宜风寒型伤风感冒者食用。初起感冒时，可用葱白连同葱头与豆豉煎水喝，也可用细葱2～3茎与生姜1片煎水代茶饮。身体虚弱或年老体弱者，受凉感冒后，最适宜用葱白3～5茎，同大米煮成稀薄粥，频频食用。

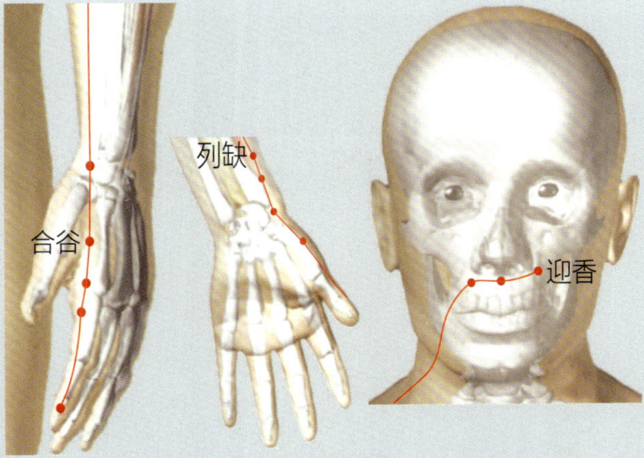

合谷： 在手背，第1、2掌骨间，当第2掌骨桡侧中点处。直刺0.5～1.0寸，亦可指针掐合谷。

列缺： 以两手虎口相交，一手示指压在另一手桡骨茎突上，示指尖所指凹陷处是穴。向肘或腕部斜刺0.5～0.8寸。

迎香： 在鼻翼外缘中点旁，当鼻唇沟中。直刺0.2～0.3寸或斜刺0.3～0.5寸。

舌象 12

舌紫暗黄腻苔——人乳头瘤病毒（HPV）感染

➤舌象解读

舌质紫暗，舌中后部黄腻苔，这种舌象提示正气不足，下焦痰湿，气滞血瘀。

黄腻苔说明痰湿重且渐有化热趋势，位于舌后根部，说明病位偏于下焦；舌色偏暗，且边有点痕，提示有瘀血，患者还可同时伴有腰膝困倦、小腹坠胀等症。

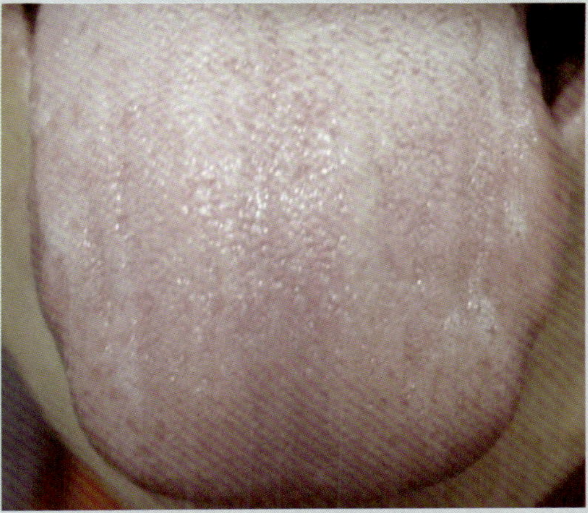

专家建议

HPV 等女性妇科炎症，较为迁延难愈，因此不可姑息，应及早治疗、定期复查。平时除了饮食调养外，还应注意劳逸结合，注意有计划地锻炼身体，并要作息规律，养成良好的生活习惯；另外，还需舒畅情志保持良好心态，共同提高免疫系统的功能和活力。

采集过程

此舌象采自 2009 年 11 月就诊的一名 59 岁女性 HPV 病毒感染患者。患者于 1997 年行子宫切除术，2009 年 9 月检查出宫颈鳞状上皮炎症，平时体质素虚、情绪欠佳。

患者因正气不足致感染病邪，且下焦炎症日久，易生湿化热，加之肝气不疏，日久成瘀导致此类舌象形成。

治疗建议

治疗应以健脾除湿、行气化瘀为主。口服药物可以党参、白术、茯苓、柴胡、当归等为主药。还可以配合黄柏、苦参、虎杖等药物煎汤外洗以清热解毒除湿。

对症的中成药有参苓白术丸、加味逍遥丸、四妙丸等。针灸可取气海、关元、子宫、足三里、期门、太冲等穴位。

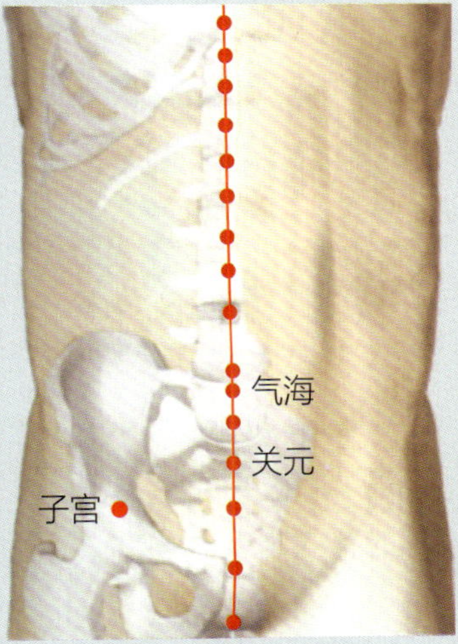

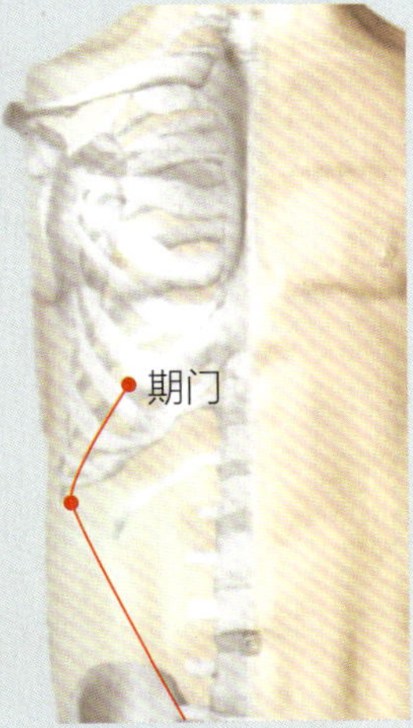

子宫： 在下腹部，当脐中下4寸，中极旁开3寸。直刺0.8～1.5寸。

气海： 在下腹部，前正中线上，当脐中下1.5寸。直刺0.5～1.5寸。

关元： 在下腹部，前正中线上，当脐中下3寸。直刺0.5～1.5寸。

期门： 在侧腹部，当第11肋游离端下方。斜刺0.5～0.8寸。

➤ 饮食指导

大量摄入蔬菜或血液中含有较高水平的番茄红素有可能会减少人乳头瘤病毒（HPV）的相关感染。

因此患者平时要注意多食用新鲜蔬果，以及富含维生素 A 和类胡萝卜素的食品，如动物的肝脏、鱼肝油、奶类、蛋类及鱼卵，植物性食品如胡萝卜、红心甜薯、菠菜、杏、芒果等。

治疗期间应戒烟限酒，避免辛辣刺激性食物、忌荤腥油腻及冷饮。

二、阳虚质

由于阳气不足、以虚寒现象为主要特征的体质状态。

主要表现为肌肉不健壮，常常感到手脚发凉，衣服比别人穿得多，夏天不喜欢吹空调，喜欢安静，性格多沉静、内向。

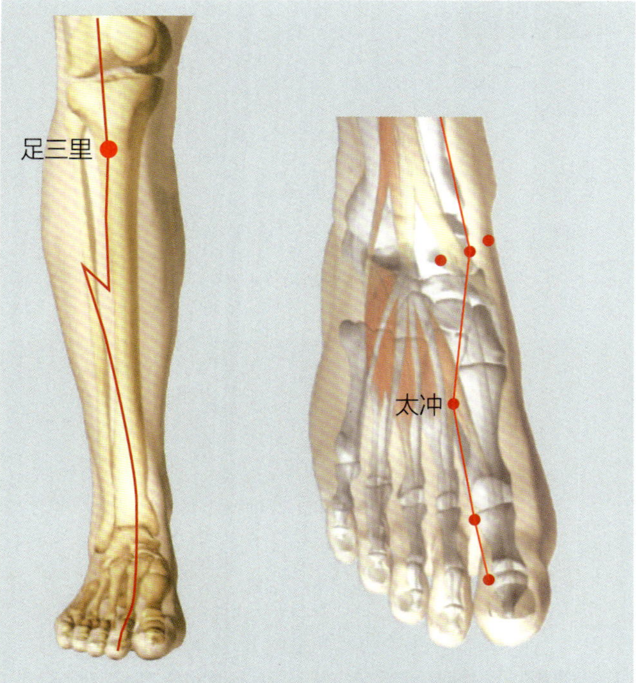

足三里： 屈膝，当犊鼻下3寸，距胫骨前缘一横指（中指）。直刺1.0～2.5寸。

太　冲： 在足背部，当第1跖骨间隙的后方（近端）凹陷处。直刺0.5～0.8寸。

饮食宜忌

宜食温热之品。

不宜多食生冷寒凉之品，如梨、西瓜、荸荠、苦瓜、黄瓜、柿子、冬瓜、藕等。少饮绿茶。

舌象 13

胖嫩淡白舌——脾胃虚寒

舌象解读

舌质淡白，舌体胖嫩，舌苔白色、稀薄而滑，称淡白舌。

这种舌象多由脾胃虚寒，气血不足形成。

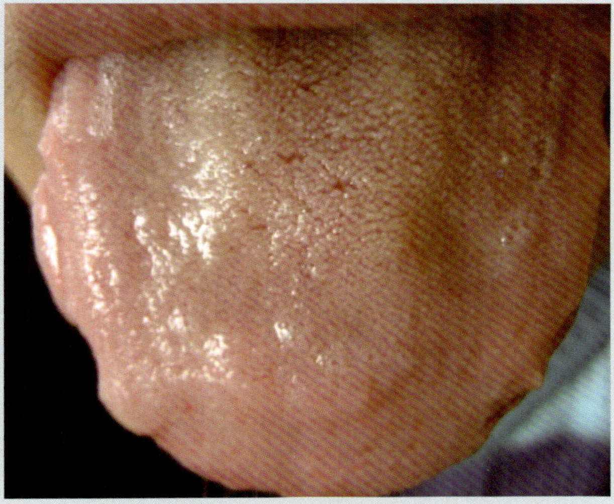

➤专家提示

胃癌患者手术后可进行轻微的锻炼，比较适合坐功和卧功。心情对胃癌患者影响比较大，所以平时要注意调整好心态，保持心情舒畅，少生气，避免忧思过度，尤其在进食时要特别注意。

➤采集过程

此舌象采自2009年2月就诊的一位胃癌患者，就诊时患者属术后，身体素质差，免疫力低，全身伴有神疲乏力，无食欲，胃痛，得温则减，时有呕吐，畏寒肢冷，便溏等。

➤治疗建议

患者正值术后，治宜健脾补肾，开胃化食，解毒抗癌。

药物以炒白术、黄芪、半夏、党参、旋覆花、代赭石、茯苓、焦三仙、白花蛇舌草等为主组方；成药可服用健脾益肾颗粒。胃癌针灸取穴主要为脾俞、胃俞、膈俞、足三里、条口、丰隆、关元等穴，滋肾健脾化痰。

➤饮食指导

芦笋、木耳、银耳、海带、洋葱（炒熟）、

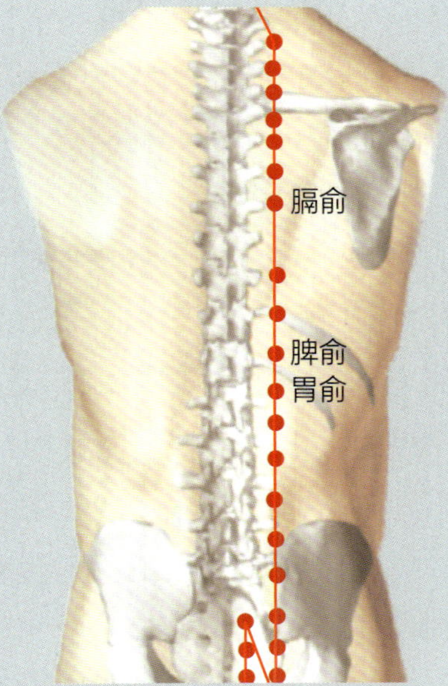

膈俞： 在背部，当第7胸椎棘突下，旁开1.5寸。在背部，当第7胸椎棘突下，旁开1.5寸。斜刺0.5~1.0寸。

脾俞： 在背部，当第11胸椎棘突下，旁开1.5寸。斜刺0.5~1.0寸。

胃俞： 在背部，当第12胸椎棘突下，旁开1.5寸。直刺0.5~1.0寸。

蘑菇、香菇、菜花、西红柿、黄瓜等新鲜蔬菜，以及山药、薏苡仁、扁豆、黑米、大枣、莲子、核桃、鱼肉、牛奶、鸡蛋、绿茶等，对于胃癌术后恢复，顾护胃气是非常有益的。

此外，合理膳食对术后体虚，健脾益肾很有帮助，常用药膳有薏苡仁粥、黄芪山药饭等。

由于患者术后胃的生理功能减弱，平时应忌食生冷、粗硬、过热等刺激性食物，如火锅、烙饼、韭菜饺子等；忌吃辛辣刺激性强的调味品，如胡椒、芥末、生大蒜等；严禁饮烈性酒、浓茶、高浓度饮料等刺激性食物；避免过油及过于粗糙的食物，如炸鸡、油条等油炸食物。

食物质地应细软易消化，不宜食用粗杂粮、干豆、硬果、粗纤维含量多的蔬菜（笋、芹菜等）、辛辣刺激及产气食物（如萝卜、蒜苗、白薯等）。

这些食物并不是完全不可以吃，只是需要考虑量和个人对这些食物的承受力问题。

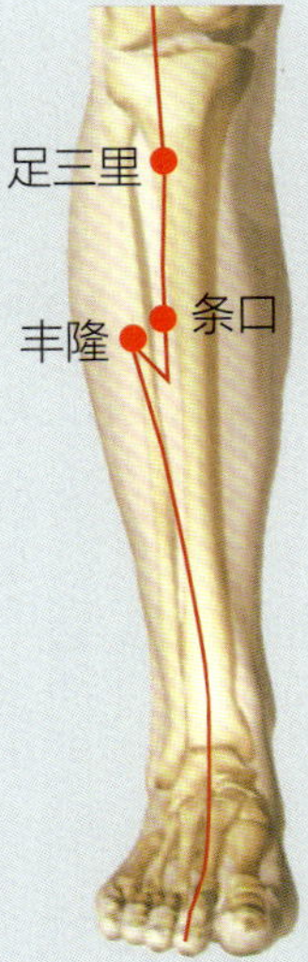

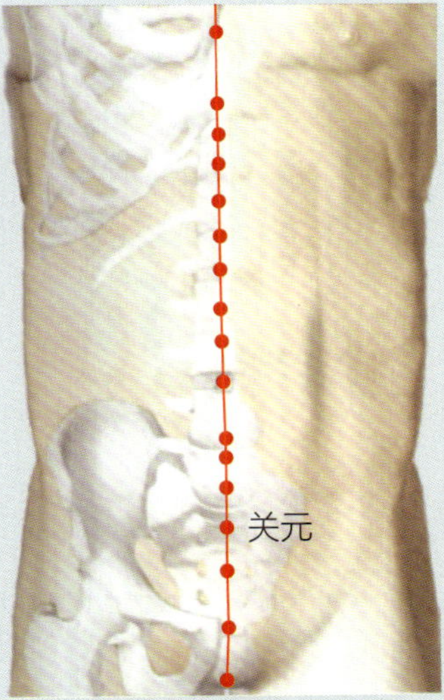

足三里： 屈膝，当犊鼻下3寸，距胫骨前缘一横指（中指）。直刺0.5~1.5寸。

丰　隆： 在小腿前外侧，当外踝尖上8寸，条口外侧，距胫骨前缘二横指（中指）。直刺0.5~1.0寸。

条　口： 在小腿前外侧，当犊鼻下8寸，距胫骨前缘一横指（中指）。直刺0.5~1.0寸。

关　元： 在下腹部，前正中线上，当脐中下3寸。直刺0.5~1.0寸。

舌象 14

淡胖，齿痕舌——下消

舌象解读

舌色淡，苔白，舌体胖大，边缘齿痕。

多由阴阳两虚，肾失摄纳所致。

此类舌象多见于慢性病体虚的患者。

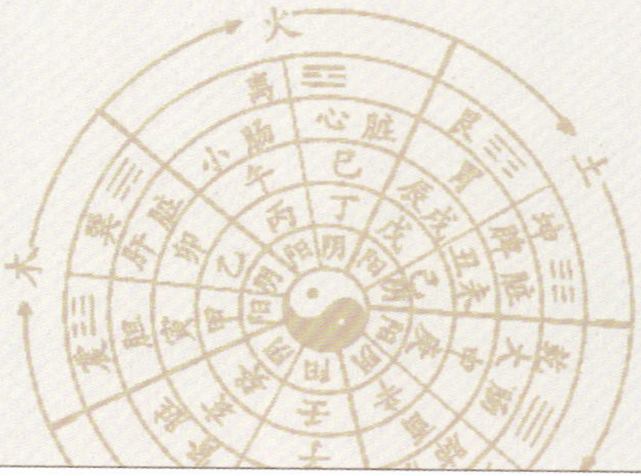

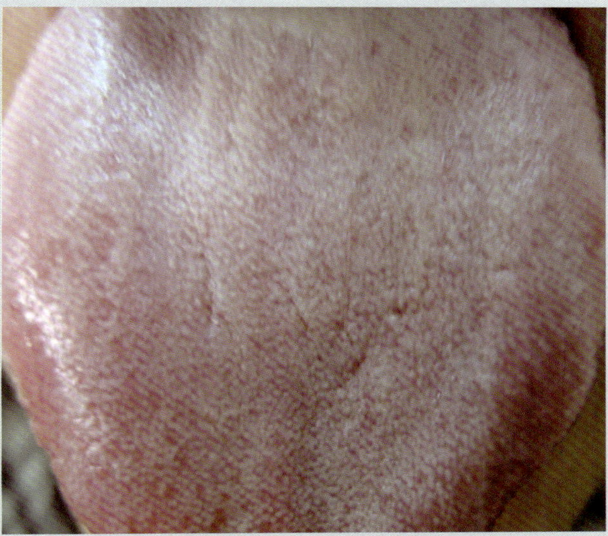

专家提示

糖尿病患者往往过度重视饮食，而忽略了体育锻炼，所以说在药物治疗的同时，饮食、锻炼、心理调适也应及时配合。

➤采集过程

此舌象采自2009年4月就诊的一位糖尿病患者，患者同时注射胰岛素，经常感到小便次数多，乏力，腰酸，腹胀，大便不成形等。

➤治疗建议

治疗宜温阳，滋肾，固涩。

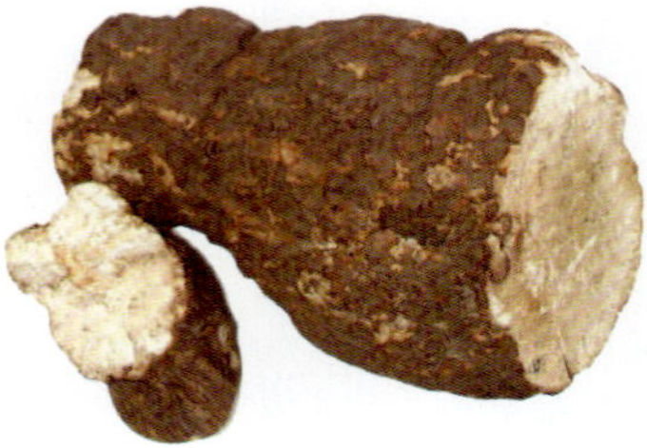

多用熟地黄、山茱萸、山药、茯苓、泽泻、牡丹皮、附子、桑螵蛸等组方。

成药可用金匮肾气丸治疗。

针灸取太溪、太冲、肝俞、肾俞、中极、命门等穴，固本培元，用补法加灸。

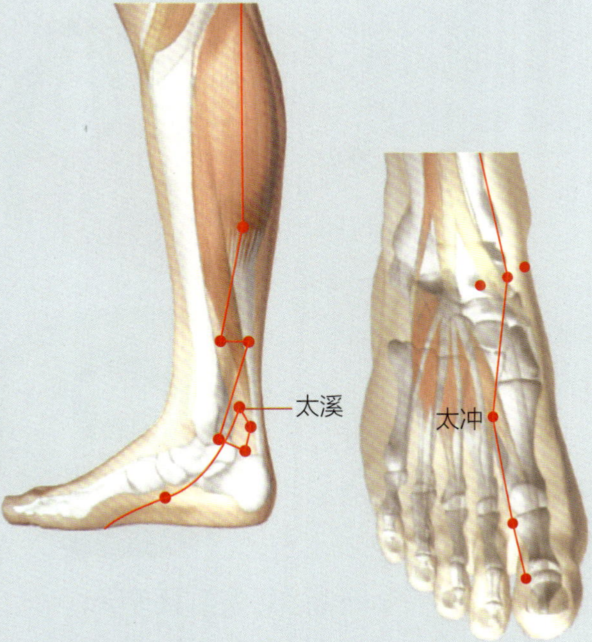

太溪： 在足内侧，内踝后方，当内踝尖与跟腱之间凹陷处。直刺0.5～0.8寸。

太冲： 在足背部，当第1跖骨间隙的后方（近端）凹陷处。直刺0.5～0.8寸。

饮食指导

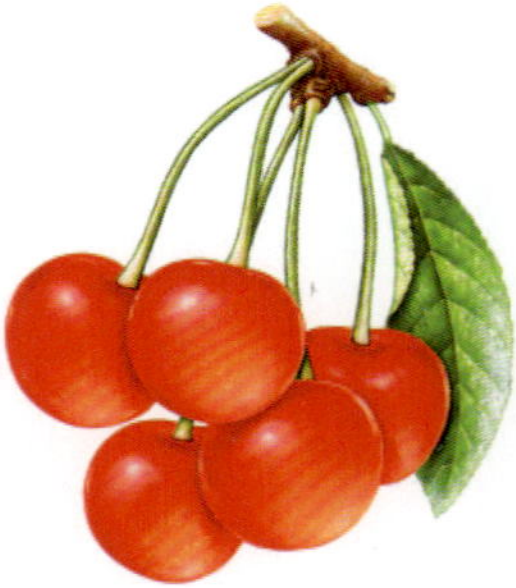

食物中应加入山药、莲子、茯苓、核桃仁、扁豆等滋肾健脾；宜食低糖、低脂肪、高蛋白、高纤维素食品，可以常吃豆制品。

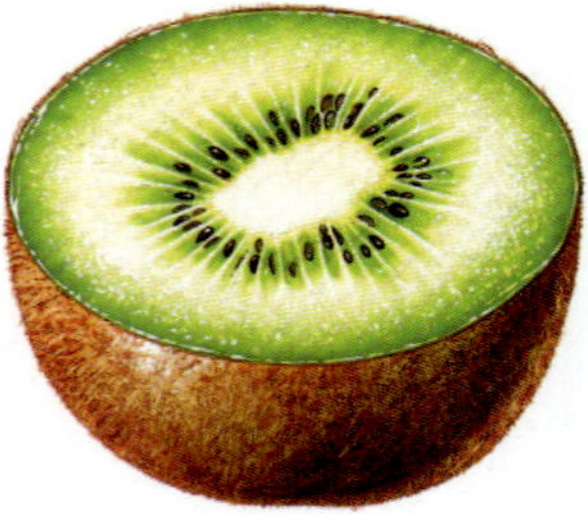

水果可以吃桃、杨梅、樱桃、猕猴桃，这些水果中含有果胶，能增加胰岛素的分泌量，可使血糖下降。

限制脂肪和蛋白质的摄入量，避免辛辣刺激性的食物，远离烟酒。

忌食或者少食甜食，如糖、冰激凌、西瓜等。

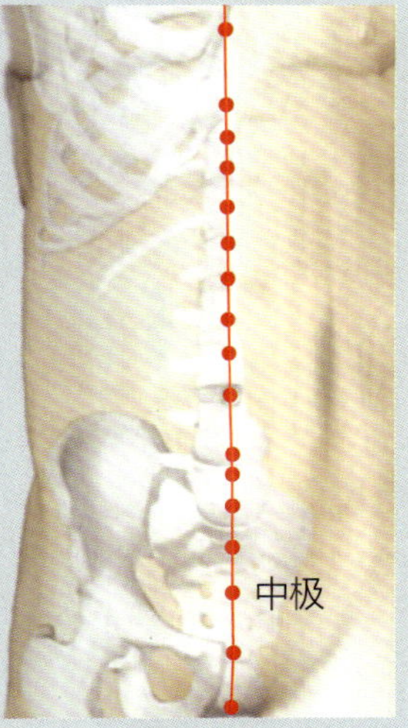

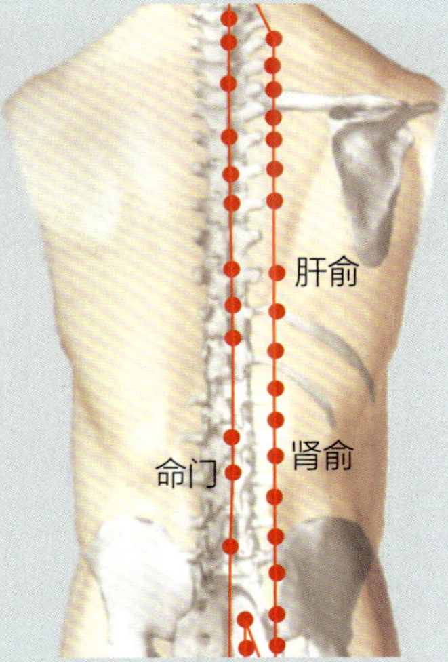

中极： 在下腹部，前正中线上，当脐中下4寸。直刺0.5～1.2寸。

命门： 在腰部，当后正中线上，第2腰椎棘突下凹陷中。稍向上斜刺0.5～1.0寸。

肝俞： 在背部，当第9胸椎棘突下，旁开1.5寸。向内斜刺0.5～1.0寸。

肾俞： 在腰部，当第2腰椎棘突下，旁开1.5寸。直刺0.8～1.5寸。

舌象 15

舌淡，苔白腻——寒湿腰痛

➤舌象解读

舌质淡，舌苔白腻呈集中分布于舌中，舌体胖大。

此种舌象多由寒湿内停，痹阻经络所致。

寒湿之邪侵袭腰部，寒性收引，湿性黏滞，痹阻经络，气血运行不畅，故腰部冷痛重着。

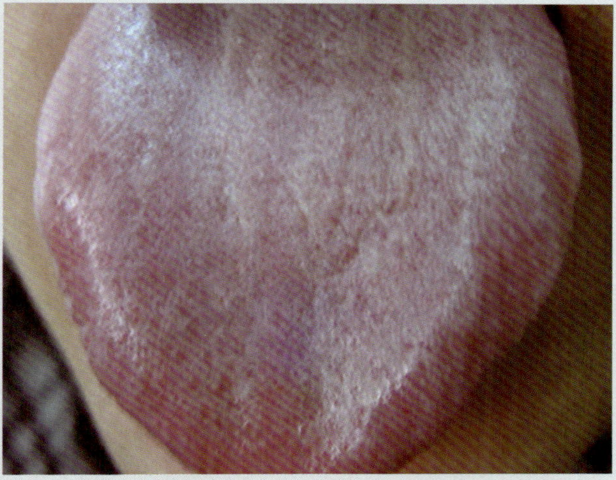

➤ 专家提示

生活起居避寒湿，宜保暖。经常活动腰部，可使腰肌舒展，促进局部肌肉的血液循环。对于从事久坐、久立工作者，要适当活动腰部，使腰肌得以解除紧张，有很好的缓解疼痛的作用。

采集过程

此舌象采自2009年7月就诊的一位腰痛患者。该患者患病日久，每遇下雨、阴天、着凉则症状加重，就诊时伴腰部冷痛重着，转侧不利，静卧痛不减等。

治疗建议

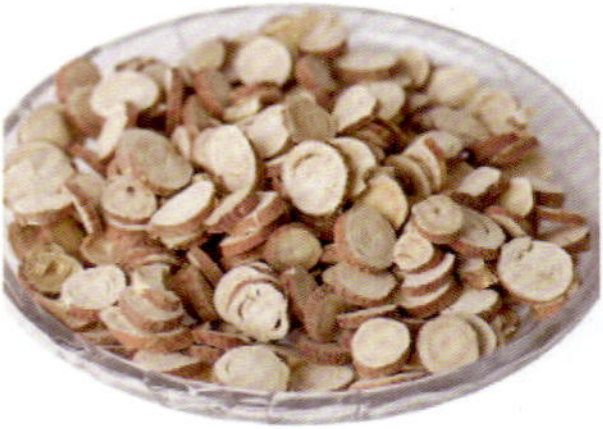

治疗宜散寒化湿，温经通络。主要用干姜、甘草、茯苓、白术、熟地黄、独活、牛膝、桑寄生等组方。成药可用舒筋活络丸、腰息痛等。

针灸治疗一般取肾俞、委中、阿是穴、风府、腰阳关等，还可以根据证候的虚实，酌用补泻或平补平泻或针灸并用。剧烈腰痛者，可于委中穴放血，在腰部疼痛处拔火罐。可以采用推

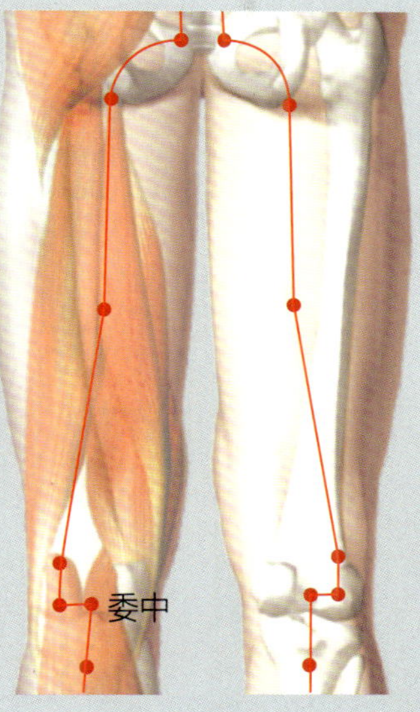

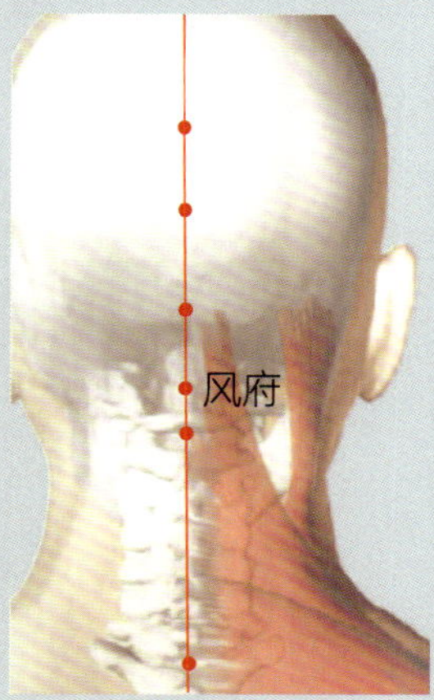

委中： 在腘横纹中点，当股二头肌腱与半腱肌肌腱的中间。直刺1.0~1.5寸，或点刺出血。

风府： 在项部，当后发际直上1寸，枕外隆凸直下，两侧斜方肌之间凹陷中。直刺或稍向下斜刺0.5~1.0寸。

拿疗法，先在腰部疼痛处及其周围应用㨰法或推法解痉止痛，配合点按肾俞、大肠俞、居髎及压痛点，根据辨证加用相关穴位或适当配合相应的旋转屈伸运动。

➤饮食指导

忌食辛辣刺激性的食物，远离烟酒。忌食容易生湿生痰的食物。

◎ 杜仲煲猪腰

杜仲 30 克，猪腰 1 ～ 2 个，加适量水共煲汤服用。适用于肾虚腰痛。

◎ 胡椒根蛇肉煲

胡椒根 50 克，蛇肉 250 克，共煲汤，调味服食。适用于寒湿腰痛。

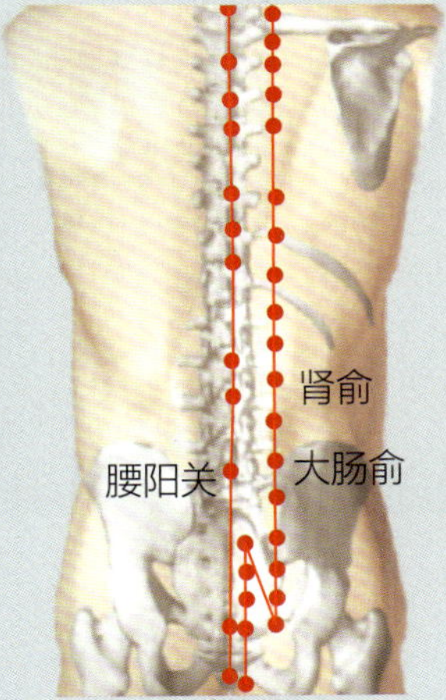

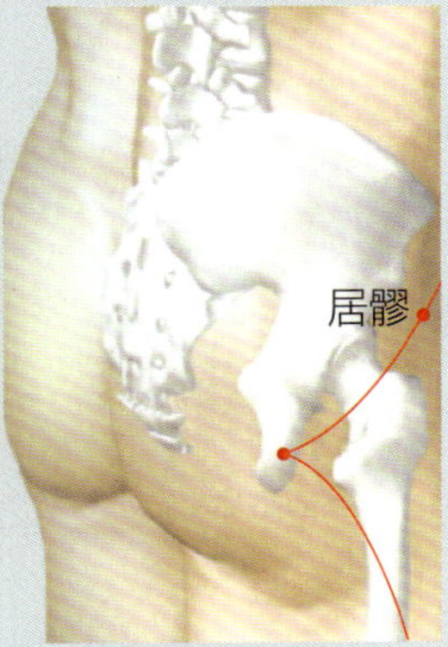

肾　俞： 在腰部，当第2腰椎棘突下，旁开1.5寸。直刺0.8～1.5寸。

大肠俞： 在腰部，当第4腰椎棘突下，旁开1.5寸。直刺0.8～1.5寸。

腰阳关： 在腰部，当后正中线上，第4腰椎棘突下凹陷中。直刺0.5～1.0寸。

居　髎： 在髋部，当髂前上棘与股骨大转子最凸点连线的中点处。直刺或斜刺1.0～2.0寸。

三、痰湿质

由于水液内停而痰湿凝聚，以黏滞重浊为主要特征的体质状态。

主要表现为体形肥胖，腹部肥满而松软。

易出汗，且多黏腻。

经常感觉脸上有一层油。

饮食宜忌

宜食清淡饮食。

不宜多食油腻、肥甘、滋补、酸性、收涩及寒、苦寒的食物，如肥肉、草鱼、鳜鱼、芝麻、核桃、百合、醋、饮料、苦瓜、西瓜、菠菜、梨等。

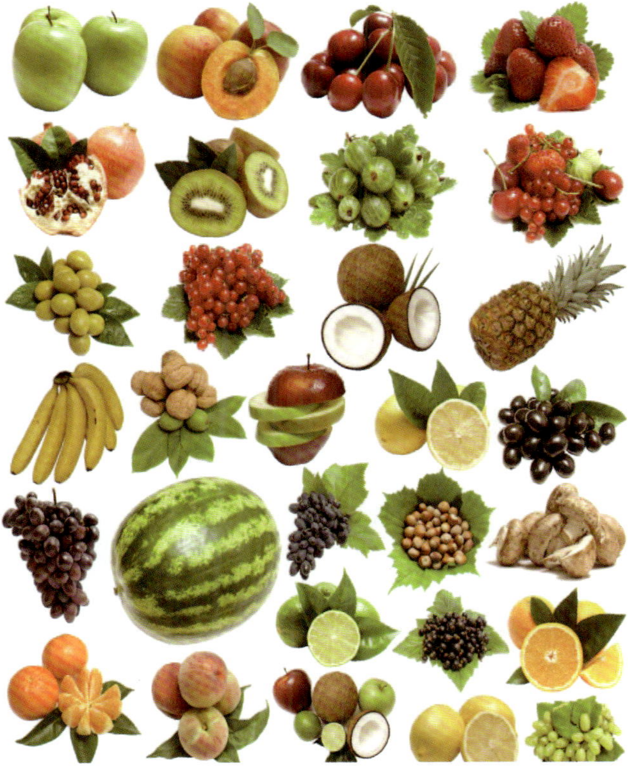

舌象 16

暗红舌，黄腻苔——痰瘀内阻

➤舌象解读

舌质暗红，略有瘀斑，舌苔黄厚腻，这种舌象即为暗红舌，黄腻苔。

多见于痰浊、瘀血阻于经脉，气血运行障碍的患者。

这类患者常常会出现身体某处或全身的疼痛、僵硬、麻木，头目昏蒙不清，记忆力减退，严重者可能见于中风及各种肿瘤。

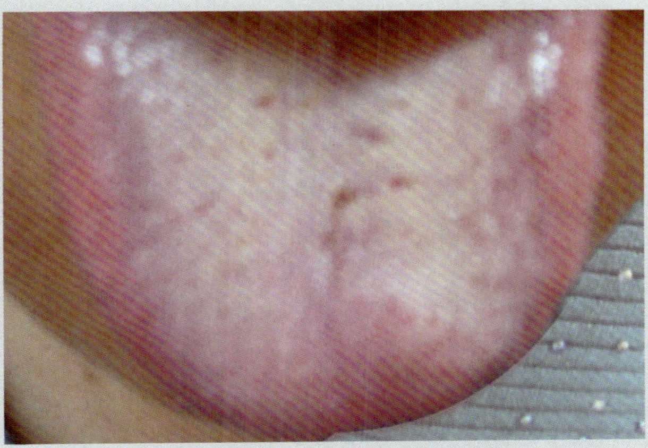

专家提示

首先，注意患侧手的休息和保暖，以防经脉再次受损和气血运行的再次障碍。其次，痰浊、瘀血的形成与气滞关系密切，而气滞与心情的关系又十分密切，所以，应当注意调适心情，保持良好的心态。适当运动不仅有利于气血的运行，也可以帮助调整心情。另外经常给患手做适当的按摩和热敷，可帮助恢复。

➤ 采集过程

此舌象采自2009年8月就诊的一名69岁女性患者。患者右手麻木疼痛3个月余，外院检查，诊断为右侧尺神经周围性损害、双正中神经周围性损害，且已排除颈源性损害，但病因不明。查体见，右侧大小鱼际肌萎缩，握力减弱。患者长期从事家务劳动，双手使用频率高，以致双手慢性劳损，经脉受损，气血运行不畅，日久则痰浊瘀血停滞，阻于臂部，则出现上述一系列症状，也同时造成了此种舌象。

➤ 治疗建议

针对这种舌象，应当以化痰、祛瘀、通络为治疗原则，同时适当辅以健脾。常用药物为桃仁、红花、赤芍、牡丹皮等活血化瘀之品，以及半夏、陈皮、天南星、竹茹等化痰药。日常常用的两种中成药是血府逐瘀胶囊和二陈丸，

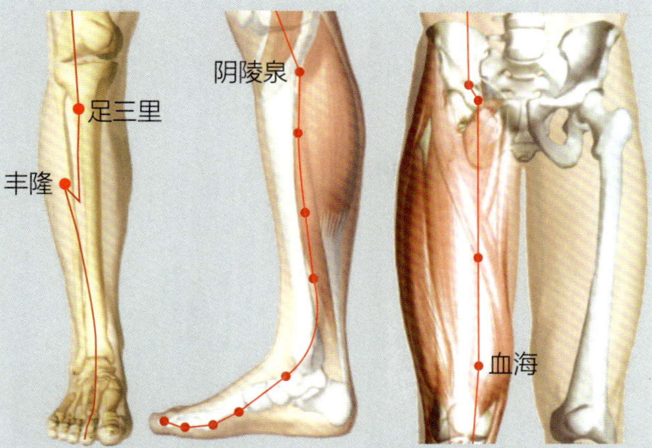

足三里： 屈膝，当犊鼻下3寸，距胫骨前缘一横指（中指）。直刺1.0~2.5寸。

丰　隆： 在小腿前外侧，当外踝尖上8寸，条口外侧，距胫骨前缘二横指（中指）。直刺1.0~1.5寸。

阴陵泉： 在小腿内侧，当胫骨内侧髁后下方凹陷处。直刺0.5~0.8寸。

血　海： 屈膝，在大腿内侧，髌底内侧端上2寸，当股四头肌内侧头的隆起处。直刺1.0~1.5寸。

可以适当配合服用人参健脾丸。

针灸常用中脘、足三里、丰隆、阴陵泉、血海、膈俞等穴位。

饮食指导

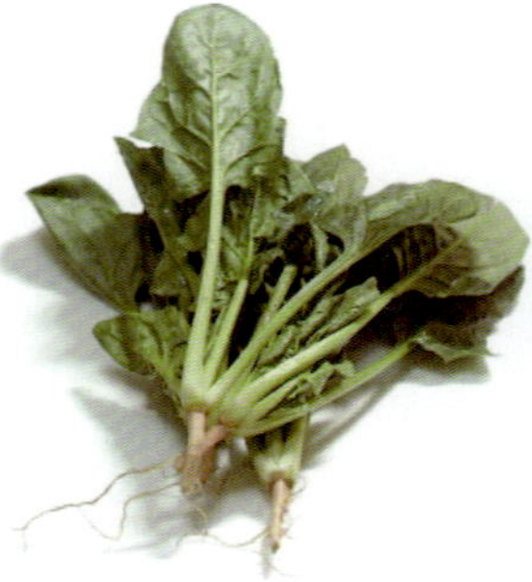

多吃山楂、芹菜、荠菜、菠菜、香菜等活血行气的食物；像梨皮、橘皮、荸荠、冬瓜、无花果等能化痰湿的食物也应当多吃；多吃丝瓜，可以帮助清理络脉。

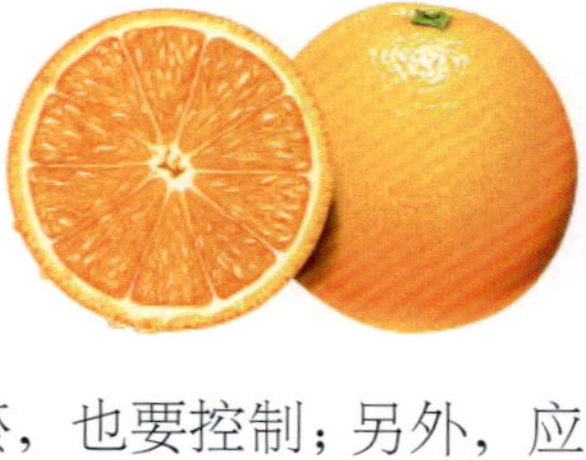

肥甘厚腻的食物可滋生痰湿，应当少吃；寒凉的食物容易致瘀，也要控制；另外，应尽量避免服用抗生素。

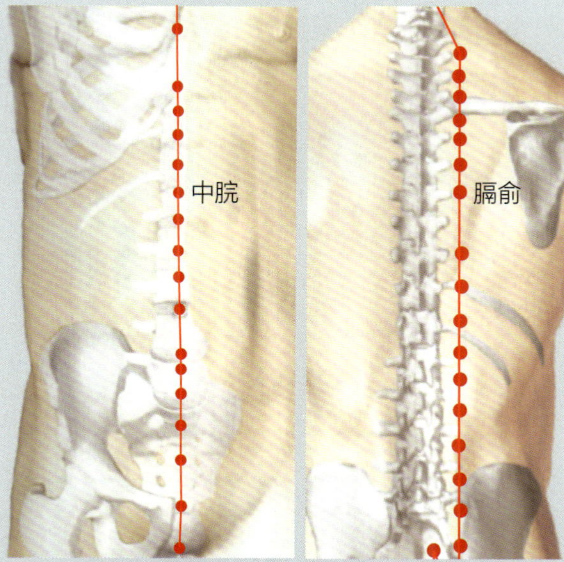

中脘： 在上腹部，前正中线上，当脐中上4寸。直刺0.8～1.2寸。

膈俞： 在背部，当第7胸椎棘突下，旁开1.5寸。向内斜刺0.5～1.0寸。

舌象 17

黯红舌，黄腻苔——痰热蕴结

舌象解读

舌色暗红，舌质晦暗，舌面有很厚的黄腻苔分布舌中，称黯红舌、黄腻苔。

苔黄为热，苔腻为湿，为痰。

这种舌象多由邪热与痰涎湿浊交结而形成。

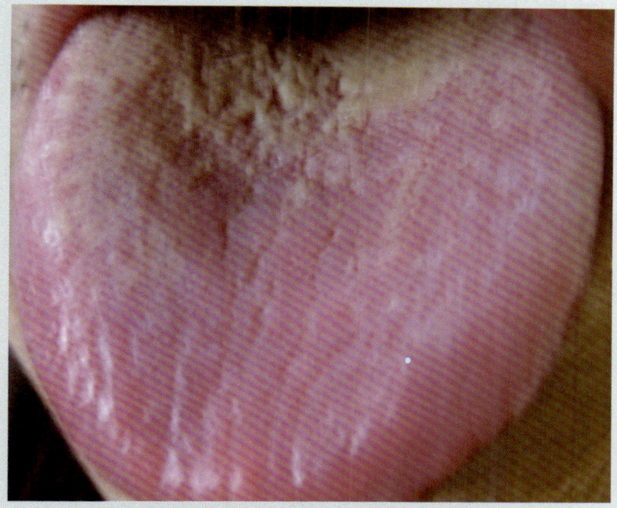

专家提示

肿瘤患者放疗后宜坚持进行锻炼，如太极拳、瑜伽等；提高免疫力，防止病毒感染；加强心理和饮食调护，保证营养充足，放疗后应注意特别调护，但切忌滥补导致上火。

➤ 采集过程

此舌象采自 2009 年 3 月就诊的一位鼻咽癌患者，就诊时属放疗后，体质较差。素体阳虚，加上放疗后热毒炽盛，痰热互结所呈现的病理舌象。此外，伴有咽喉不适，每因受凉、疲劳、多言后症状加重，咳嗽、咳痰黏稠，口渴喜饮等。

➤ 治疗建议

治宜化痰散结，清热解毒，养阴生津。药物以夏枯草、茯苓、麦冬、白花蛇舌草、土茯苓、黄芩、川贝母、胆南星等调治。针灸取列缺、合谷、迎香、印堂等穴，每次 20 ~ 30 分钟，针刺多用泻法。

➤ 饮食指导

鼻咽癌多为热证，应用一些清热解毒及养阴之品，如各种鱼类、鸭肉、蛋类、鱼翅、海参、鱼肚等，并应以煲汤、煮、蒸为宜。

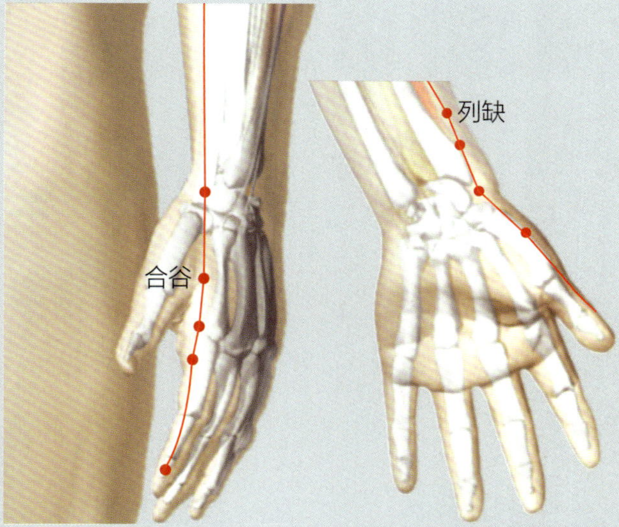

合谷： 在手背，第1、2掌骨间，当第2掌骨桡侧中点处。直刺0.5～1.0寸，亦可指针掐合谷。

列缺： 在前臂桡侧缘，桡骨茎突上方，腕横纹上1.5寸，当肱桡肌与拇长展肌腱之间。简易取穴：以两手虎口相交，一手示指压在另一手桡骨茎突上，示指尖所指凹陷处是穴。向肘或腕部斜刺0.5～0.8寸。

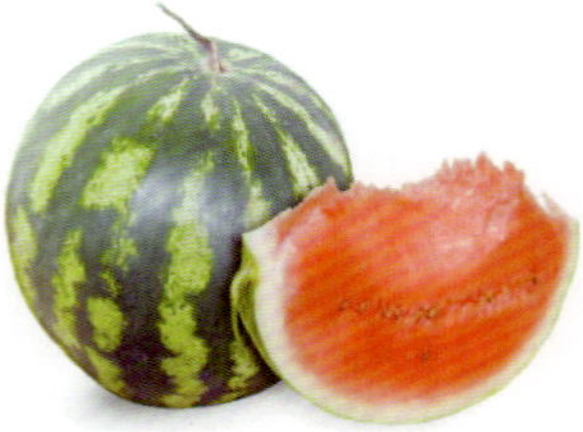

适当多食梨，养阴生津，清热化痰；番茄、西瓜等瓜果蔬菜，既能清热又可生津，对鼻咽癌放疗患者尤为适宜。

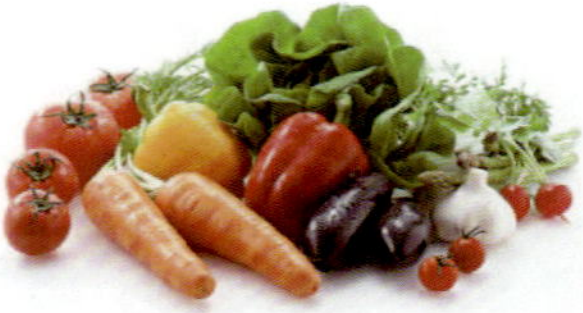

鼻咽癌患者，尤其放疗后，忌食热性食物和霉变腌制食物，避免对咽喉部的直接刺激。

◎ 银花鹌鹑

鹌鹑2对，洗净去内脏，以金银花用单层纱布包后填入鹌鹑腹内，入锅加水、酱油、糖、姜各适量，小火煮烂，弃去金银花纱布包，鹌鹑即可食用。

本药膳既能清热解毒，又可补气和中，是清补兼施的美味。

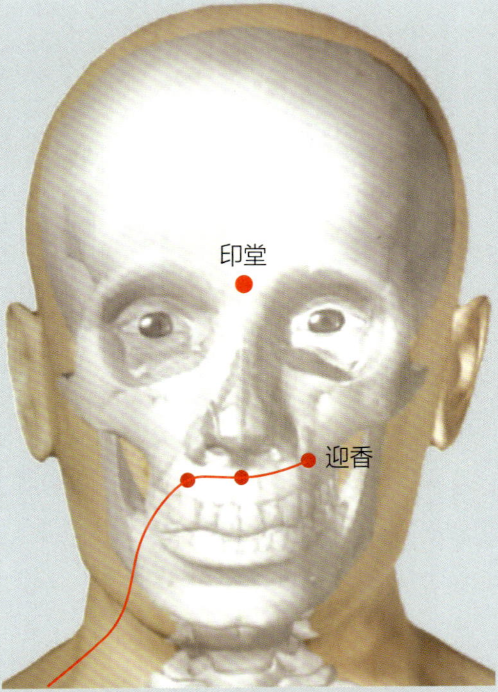

印堂： 在额部，当两眉头之间。平刺0.3~0.5寸。

迎香： 在鼻翼外缘中点旁，当鼻唇沟中。直刺0.2~0.3寸或斜刺0.3~0.5寸。

舌象 18

齿痕舌，黄厚腻苔——痰湿郁热

➤ 舌象解读

舌色暗红，舌上有厚腻的黄苔分布于舌体中部，舌边有齿痕、瘀斑，舌体胖大。

这种舌象多由体内痰湿和瘀血蕴结，日久化热，痰湿瘀血阻滞气机所致。

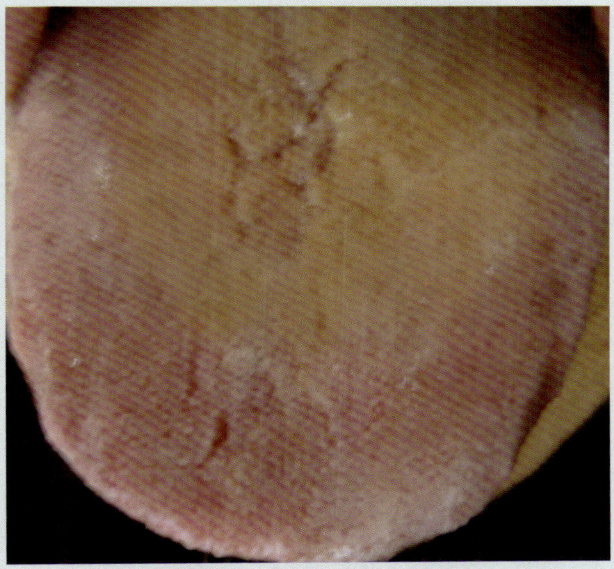

➤专家提示

平时应调畅情志，健康饮食，规律生活。应从事适度的锻炼活动，以微汗出，不气喘为宜。特别要树立战胜疾病的信心，科学、系统地治疗调养，切忌有病乱投医。

➤ 采集过程

此舌象采自2008年12月就诊的一名淋巴瘤患者。患者体胖，平时喜欢吃甜食，伴有咳嗽、多痰、憋气胸闷、胸胁部疼痛，咳出的痰大多是黄色黏稠的，有口臭。

➤ 治疗建议

治疗宜清热化痰，行瘀散结。药物可用杏仁、白蔻仁、生薏苡仁、通草、淡竹叶、丹参、赤芍等。同时肿瘤患者多正气虚，所以治疗时适当加些益气扶正的药物，如黄芪、党参等。针灸辅助治疗可取天井、关元、手三里、三阴交等。需要引起注意的是，如果针刺时末梢血中出现肿瘤细胞的患者，是不适合针刺的。

➤ 饮食指导

通常肿瘤患者体质虚弱，尤其是经过放化

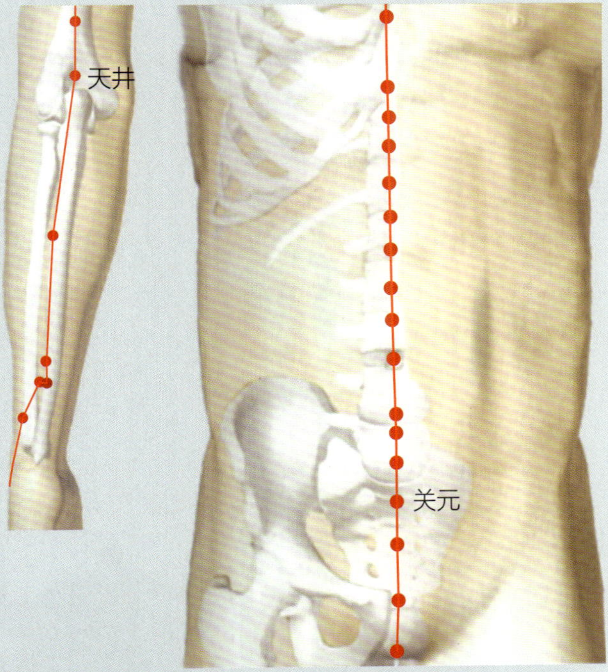

天井： 在臂外侧，屈肘时，当肘尖直上1寸凹陷处。直刺0.5～1.0寸。

关元： 在下腹部，前正中线上，当脐中下3寸。直刺0.5～1.5寸。

疗后的患者，所以要多吃些新鲜水果。饮食上要以富含营养的食物为主，如蛋、奶、鱼、海参等可以提高患者身体素质。患者痰湿较盛，以香菇、茯苓、薏苡仁、芦笋、萝卜等为主，能够祛湿化痰。日常生活中常用的药膳有：海带木耳羹、薏苡仁粥、猕猴桃羹等。忌烟、酒及辛辣食物，因后者有刺激性，易使癌细胞活跃性增加，不利于病情康复。

◎ 海带木耳羹

海带 15 克，黑木耳 15 克，瘦肉 60 克。将木耳、海带洗净发透，与瘦肉同切成丝，一起放入锅中煮沸，以淀粉勾芡，加入调味品即可食用。海带攻坚消积，黑木耳活血化瘀，瘦肉滋阴补虚，是肿瘤病人的理想药膳。

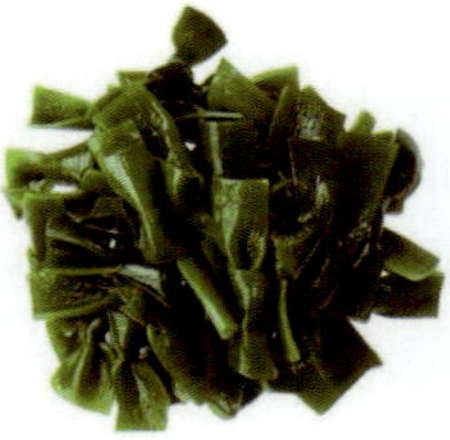

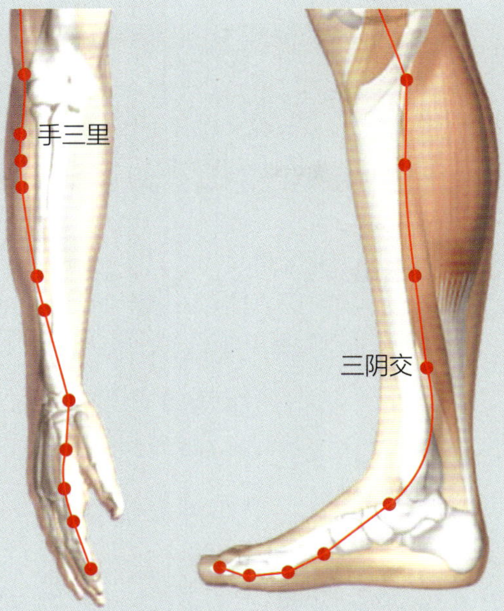

手三里：在前臂背面桡侧，当阳溪与曲池连线上，肘横纹下2寸。直刺0.5～1.0寸。

三阴交：在小腿内侧，当内踝尖上3寸，胫骨内侧缘后方。直刺0.5～1.0寸，可透刺悬钟，亦可向下斜刺。

舌象 19

胖嫩舌，黄厚腻苔——脾胃虚弱

➤ 舌象解读

舌淡白湿润，看上去胖大而且质嫩，这样的舌象属寒湿壅盛；且舌头的周围有齿痕，一般是因为脾虚不能运化水湿，致舌体胖大，所以齿痕舌多主脾虚和湿盛。

舌中间有些黄色厚腻苔，且中间有裂痕，是由于脾虚湿盛，日久化热而致，常表现为口臭。

患者脉沉细无力，也是脾肾虚常见的脉象。

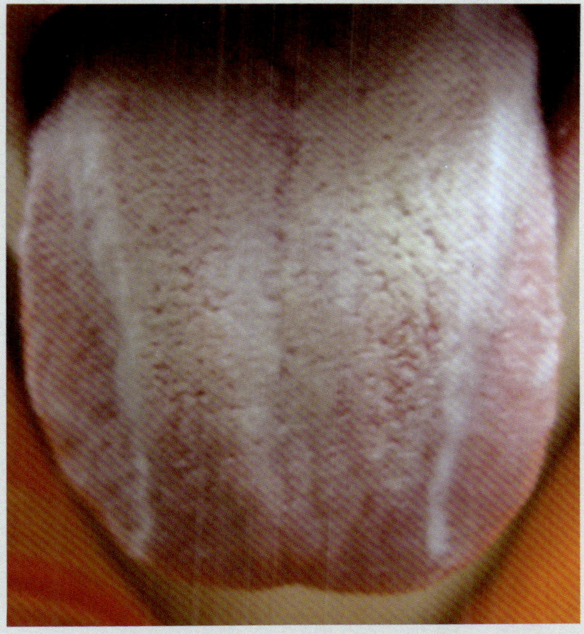

➤ 采集过程

此舌象采自 2008 年 12 月就诊的一名 23 岁的女学生。

平时经常全身乏力、下肢沉重、头晕。经询问女孩是早产，先天体质不良。

平时喜欢吃油炸快餐、喜冷饮、吃饭不规律、经常熬夜玩电脑致睡觉不定时，睡眠质量不高，这样恶性循环加重了脾胃功能失调，因此表现出上面的异常舌象。

➤ 治疗建议

治疗方面考虑患者为脾虚湿盛，日久化热，应当健脾、清热、燥湿、和胃。

治疗常用以党参、苍术、白术、茯苓等药物为主，成药如参苓白术丸、理中丸等。

还可以自己按揉或艾灸足三里穴，也能起到很好的疗效，而且简单易行，不伤身体。

➤ 专家提示

日常不良的生活方式或习惯确实跟疾病的发生有非常密切的关系，所以我们不能忽视或放纵自己，尤其年轻人一定要注意养成健康的生活方式。

现如今，生活方式在不断影响着我们的健康。

据有关数据报道，目前因生活方式发病而死亡的比例在中国达到67%。不良的生活方式不仅使患糖尿病、消化性溃疡、心脑血管疾病和癌症的危险性大大增加，而且45岁以后的死亡率比生活方式健康的人群高出数倍。

所以，工作最好要劳逸结合，要有意识地生活，才能活得健康、自信、有活力！

➤饮食指导

首先，饮食上可以多吃些具有补脾益气、醒脾开胃消食的食品，如我们常吃的粳米、薏苡仁可以做汤，熬粥；莲藕可以蒸着吃；栗子、山药、扁豆可以煮熟吃或者放进粥里熬。肉类可以多吃些牛肉、鸡肉。炒菜时还可以放些胡萝卜、马铃薯、香菇等。

在日常生活中饮食营养要均衡，不但要吃多种谷物和粗粮，还要多吃新鲜水果和蔬菜，更得注意少油、低盐、无糖，控制主食量；每天要喝足够而清洁的水，利用冷热水来调整身体的某些不适。多在户外活动，接受自然阳光的照射（但要防止暴晒）。

避免不良嗜好，不吸烟，不饮酒等。另外，苦瓜、黄瓜、冬瓜、柿子、香蕉、梨、西瓜等容易伤脾胃应少吃；脾胃消化功能弱者肉类也不宜多吃。

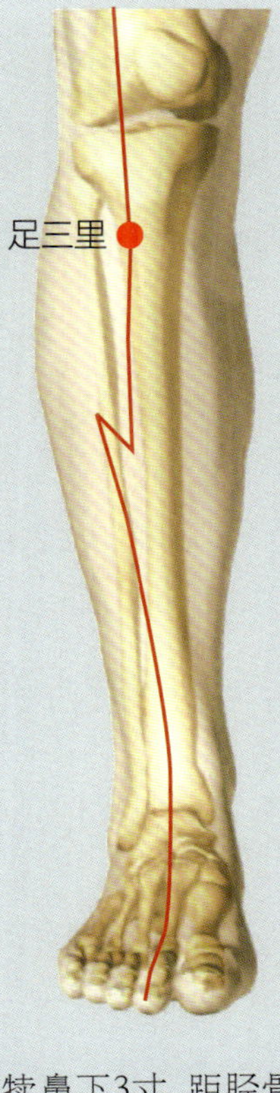

足三里：屈膝，当犊鼻下3寸，距胫骨前缘一横指（中指）。直刺1.0~2.5寸。

舌象 20

白腻舌——痰湿凝聚

➤ 舌象解读

舌质黯淡，舌体胖大，边缘稍有齿痕，舌苔白腻，此类舌象称白腻舌。

这种舌象多由痰湿凝聚，瘀血内结所形成。

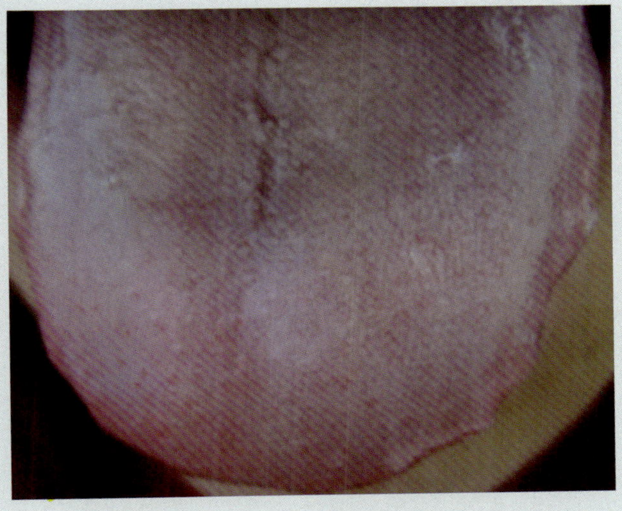

➤专家提示

卵巢癌患者可以做适当锻炼，保持心情舒畅，注意预防感冒和感染。

同时注意调理脾胃功能，振奋胃气，强化后天之本。

➤ 采集过程

此舌象采自2009年5月就诊的一位卵巢癌晚期患者，患者术后。

目前伴腹胀胃满、时有恶心、面肿、体倦乏力、下肢沉重、大便不成形等症。

➤ 治疗建议

治宜健脾利湿，化瘀软坚，扶正祛邪。药物以茯苓、枳壳、三棱、莪术、陈皮、胆南星、生半夏、芫花、苍术、香附、生姜、丹参、赤芍、黄芪等组方。

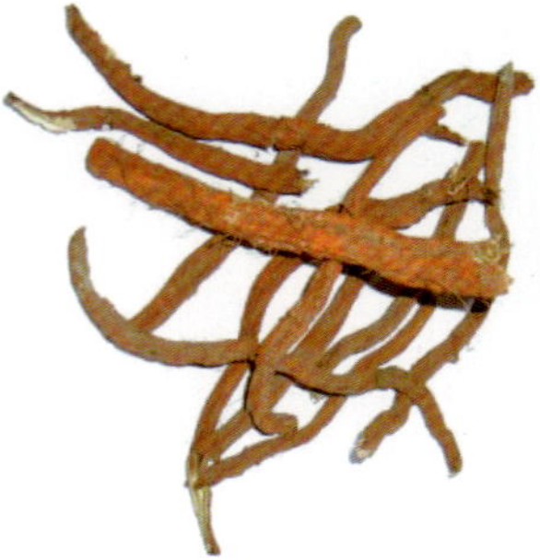

针灸取大椎、足三里、血海、关元、阳陵泉、三阴交等穴，用补泻结合手法。

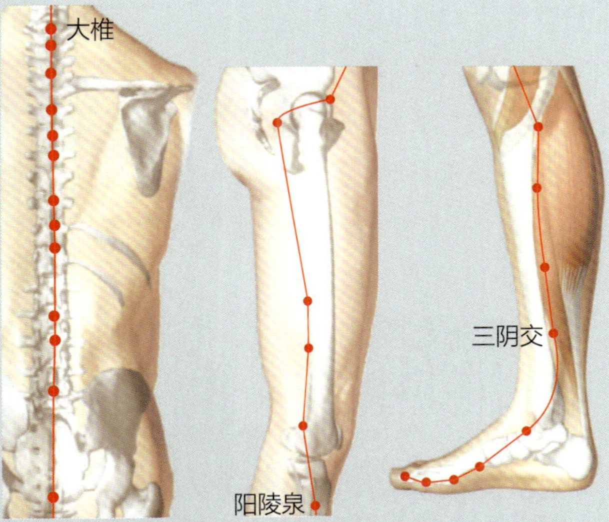

大　椎： 在后正中线上，第7颈椎棘突下凹陷中。稍向上斜刺0.5～1.0寸。

阳陵泉： 在小腿外侧，当腓骨头前下方凹陷处。直刺1.0～2.0寸。

三阴交： 在小腿内侧，当内踝尖上3寸，胫骨内侧缘后方。直刺0.5～1.0寸，可透刺悬钟，亦可向下斜刺。

饮食指导

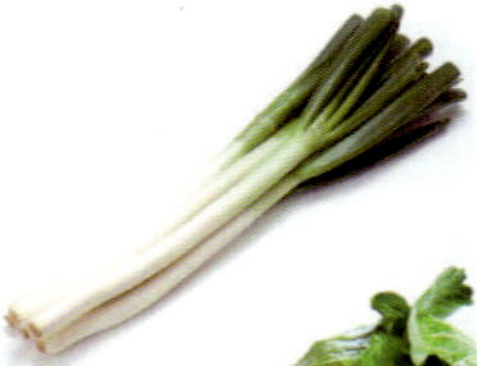

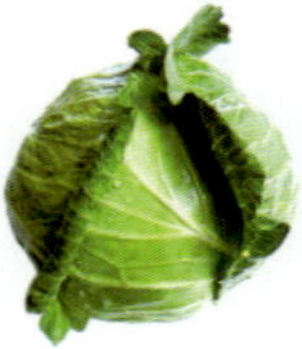

肿瘤病人手术后，临床多见气血两虚，脾胃不振，既有营养物质缺乏，又有机体功能障碍，因而饮食上要适当补充营养，给予高蛋白、高维生素食物。

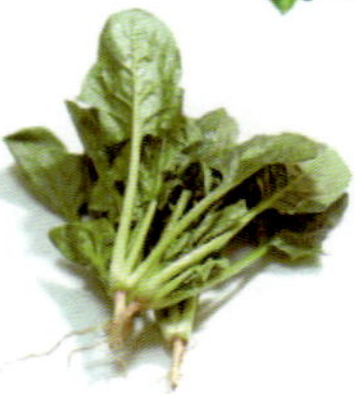

可选择牛奶、鸡蛋、新鲜蔬菜、石榴、无花果、枸杞子、香蕉、柠檬、桂圆、核桃、桑椹、黑木耳、黑芝麻、莲藕、鲫鱼等。

忌肥腻甘醇、辛辣香燥、油煎烤炸等容易聚湿生痰、燥热厚重的食物。

忌食母猪肉。

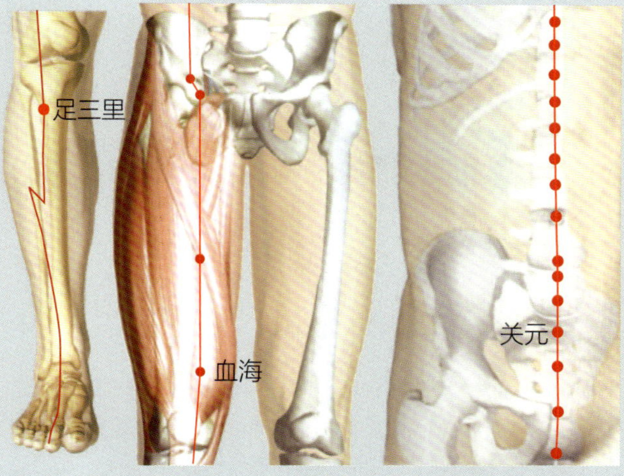

足三里：屈膝，当犊鼻下3寸，距胫骨前缘一横指（中指）。直刺1.0~2.5寸。

血　海：屈膝，大腿内侧髌底内侧端上2寸，当股四头肌内侧头的隆起处。直刺1.0~1.5寸。

关　元：在下腹部，前正中线上，当脐中下3寸。直刺0.5~1.5寸。

舌象 21

舌红，苔黄腻——发热

➤ 舌象解读

舌质红，舌苔均匀分布，舌中、舌体处苔黄腻，舌体大小适中。

此种舌象多由湿邪内生，郁而化热所致。

湿为阴邪，湿性黏滞，故发热而难退。

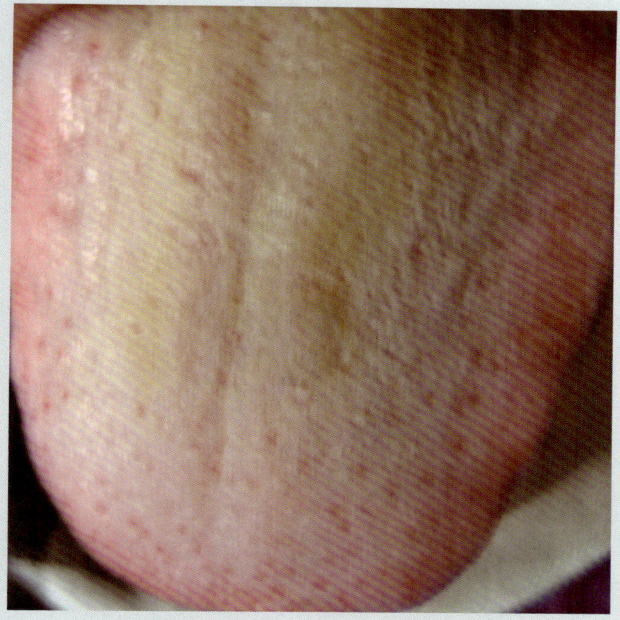

➤ 专家提示

夏季，大多数人稍不注意很容易感受暑热，所以除了要加强防护之外，提高自身机体免疫力很关键。

➤采集过程

本舌象采自2009年6月就诊的一位发热患者，因素体虚，感受暑湿引起，伴发热难退、午后明显，头晕头痛如裹、胸闷脘闷、身重而累，不欲饮食，渴而不欲饮、大便不爽等。

➤治疗建议

治疗宜宣畅气机、清热化湿。多用杏仁、白蔻仁、薏苡仁、半夏、厚朴、通草、淡竹叶、滑石、白芷、佩兰、苍术、郁金、陈皮等组方。成药可以服用藿香正气水或胶囊治疗。针灸取合谷、大椎、丰隆、内关、公孙、足三里等穴，宜用泻法。

➤饮食指导

暑热的人忌大量饮水，应该采取少量、多次饮水的方法；忌大量食用生冷瓜果，此时患者

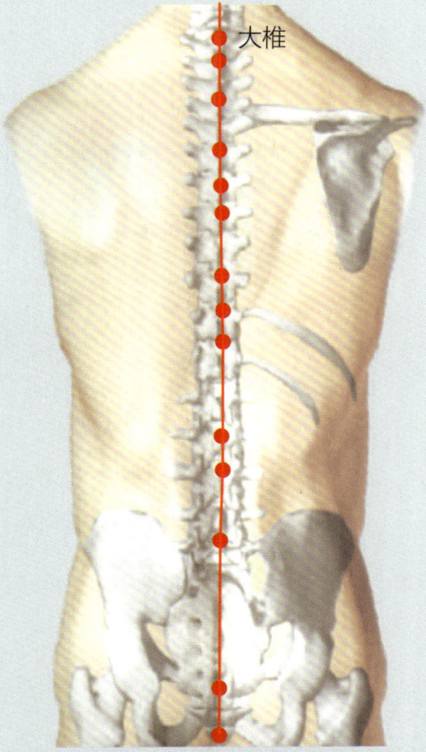

大椎： 在后正中线上，第7颈椎棘突下凹陷中。稍向上斜刺0.5～1.0寸。

多脾胃虚弱，如果大量吃生冷瓜果，寒性食物，会损伤脾胃阳气，使脾胃运动无力，寒湿内滞，严重者则会出现腹泻、腹痛等症状；还要注意不能吃油腻食物，忌病情未愈时进补。

◎ 绿豆海带糖粥

［原料］每次选用绿豆 50 克，海带 50 克，大米 100 克，冰糖适量。

［制法］先将绿豆浸泡 1 ~ 2 小时，海带用清水洗净切成细条状备用，大米用清水洗净，然后与准备好的绿豆一同放进砂锅内煮粥。

待粥煮开后再放进海带条，煮好后加进冰糖适量，作早晚餐食用。

糖尿病患者则不放糖改放适量食盐。

［功效］本粥能清热解毒，止烦渴。适用于暑热烦渴。

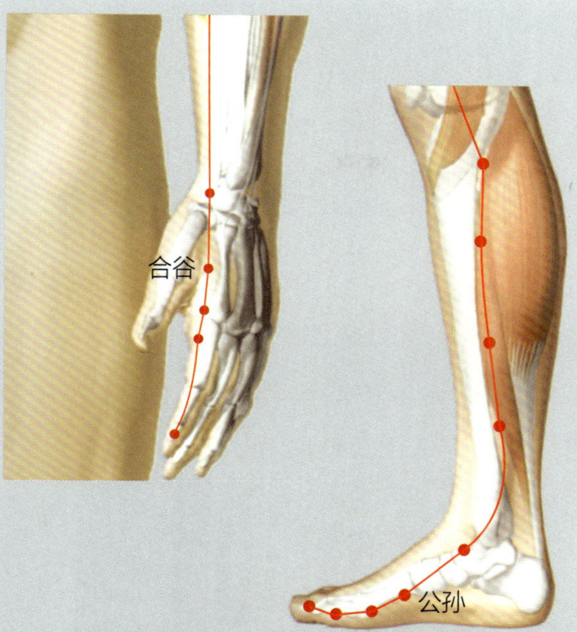

合谷：在手背，第1、2掌骨间，当第2掌骨桡侧中点处。直刺0.5～1.0寸。

公孙：在足内侧缘，当第1跖骨基底部的前下方。直刺0.5～1.0寸。

◎ 菊花荷叶粥

[原料] 每次可选用新鲜荷叶1张，菊花12克，大米100克，砂糖适量。

[制法] 先用清水洗净荷叶、菊花，然后放入砂锅内煎取药汁。

将药汁与洗净的大米一同煮粥，粥煮好后，加入适量砂糖。

[功效] 本粥能消暑热，适用于暑热天气，或感受暑热出现头昏脑涨、小便短赤者食用。

论舌名言

胃脉沉鼓涩，胃外鼓大，心脉小紧急，皆属偏枯，男子发左，女子发右，不喑舌转可治。

——王叔和《脉经·卷五 扁鹊诊诸反逆死要诀》，扁鹊脉诊和舌诊并重，经考证，扁鹊是我国第一个运用和记载舌诊的医学家。

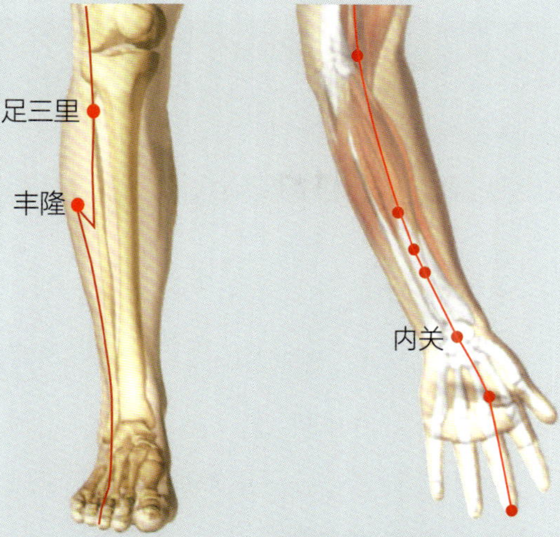

足三里： 屈膝，当犊鼻下3寸，距胫骨前缘一横指（中指）。直刺1.0～2.5寸。

丰　隆： 在小腿前外侧，当外踝尖上8寸，条口外侧，距胫骨前缘二横指（中指）。直刺1.0～1.5寸。

内　关： 在前臂掌侧，当曲泽与大陵连线上，腕横纹上2寸，掌长肌腱与桡侧腕屈肌腱之间。直刺0.5～1.0寸，透刺外关。

舌象 22

舌淡胖，苔白腻——痰浊头痛

➤ 舌象解读

舌质淡，舌苔白腻，舌的边缘有齿痕，舌体胖大。

这种舌象多由脾失健运，痰浊内生，痰浊中阻，上蒙清窍所致。

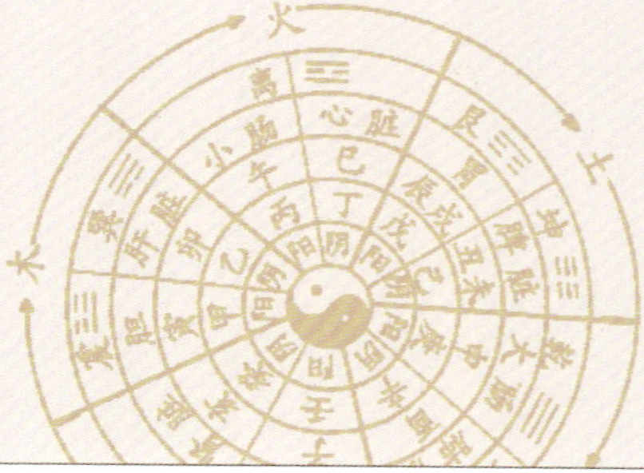

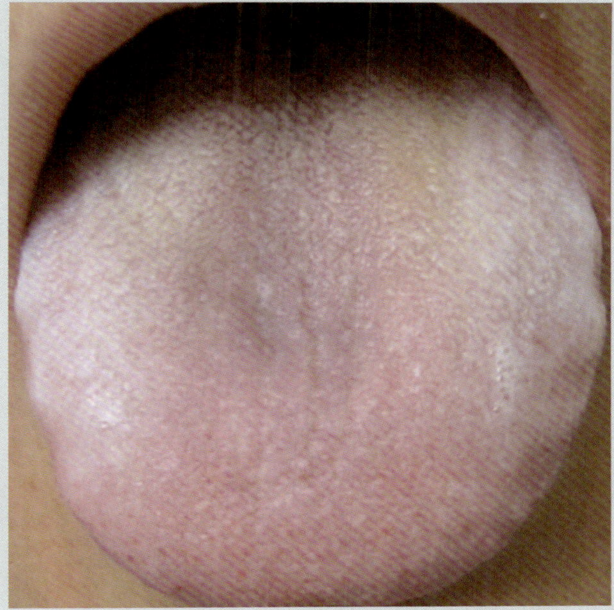

➤专家提示

养成良好的生活规律，每周应坚持3次以上有氧锻炼。避免用脑过度，保持心情愉快，保证睡眠。

采集过程

此舌象采自2009年7月就诊的一位头痛患者。患者体胖，素体阳虚，头痛日久，病情反复，伴头晕昏蒙，胸脘满闷，呕恶痰涎，下肢沉重，常感乏力，大便先干后稀，偶尔不成形，腹胀等。

治疗建议

治疗宜健脾除湿，化痰降逆。主要用半夏、白术、天麻、陈皮、茯苓、甘草、大枣、生姜、竹茹等组方。针灸取中脘、丰隆、百会、印堂、风池、头维等穴，针用泻法。

饮食指导

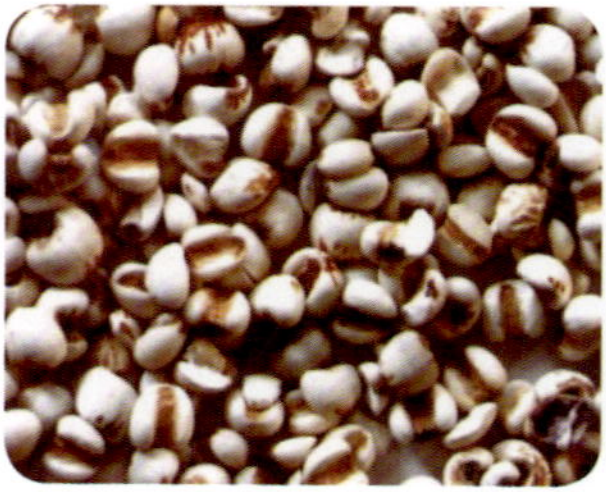

多吃些祛痰湿的食物，如南瓜、荠菜、茯苓、金针菜、冬瓜、赤小豆、薏苡仁、玉

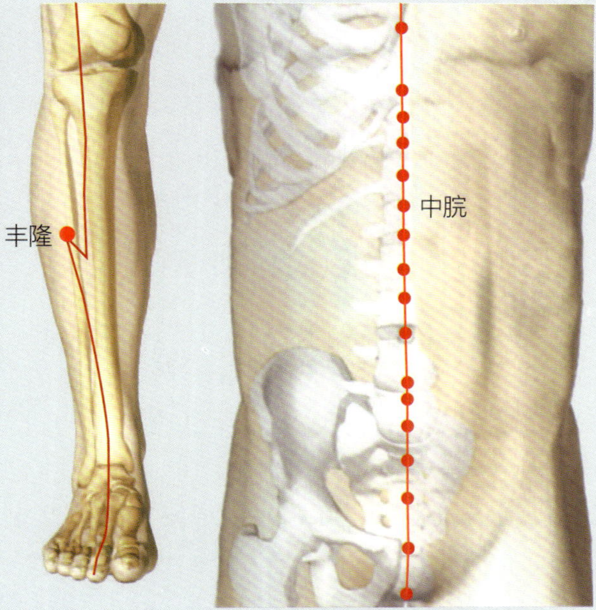

丰隆： 在小腿前外侧，当外踝尖上8寸，条口外侧，距胫骨前缘二横指（中指）。直刺1.0~1.5寸。

中脘： 在上腹部，前正中线上，当脐中上4寸。直刺0.8~1.2寸。

米、砂仁等。经常摄取含镁丰富的食物，如粗粮、豆类、蜂蜜、海参、比目鱼等。少用味精、酱油、醋及用醋调制的食物，如沙拉酱、番茄酱等。

少吃泡菜或发酵食品，忌浓茶、酒、辛辣食物。

忌肥甘厚腻，容易生湿生痰的食物。

◎ 天麻枸杞炖猪脑

[原料] 鲜天麻片 100 克，枸杞子 15 克，猪脑 2 副。

[制法] 将鲜天麻片、枸杞子加水，文火煎 1 小时，放入洗净的猪脑，煮熟后食用。

每日 1 次或隔日 1 次食用。

◎ 陈皮茶叶饮

[原料] 陈皮 6 克，茶叶 3 克。

[制法] 将陈皮水煎取液趁热沏茶，随意

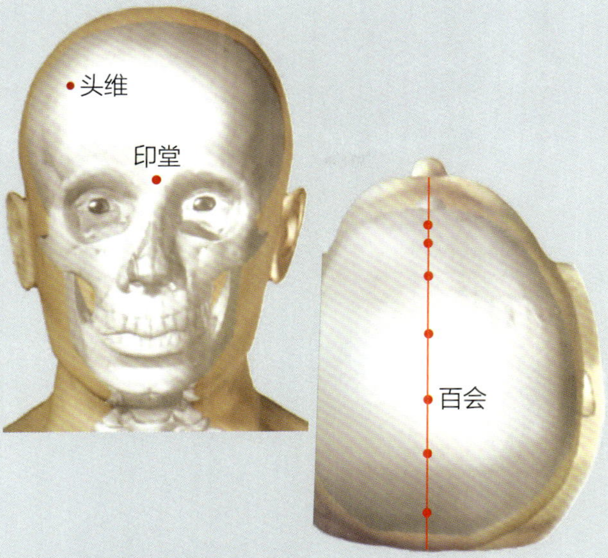

头维： 在头侧部，当额角发际0.5寸，头正中线旁开4.5寸。平刺0.5~1.0寸。

印堂： 在额部，当两眉头之间。平刺0.3~0.5寸。

百会： 在头部，当前发际正中直上5寸，前顶后1.5寸。平刺0.5~0.8寸。

饮之。

◎ 藕丝百合汤

[原料] 鲜藕100克，百合50克，冰糖80克。

[制法] 将藕洗净削皮切细丝，百合剥片切丝待用。

开水锅中加入藕丝和百合丝，烧开后改小火熬成汁，藕丝和百合丝烧至酥烂，加入冰糖即可。当茶饮。

论舌名言

心气通于舌，心和则舌能知五味矣；……脾气通于口，脾和则口能知五谷矣。

——《灵枢·脉度》

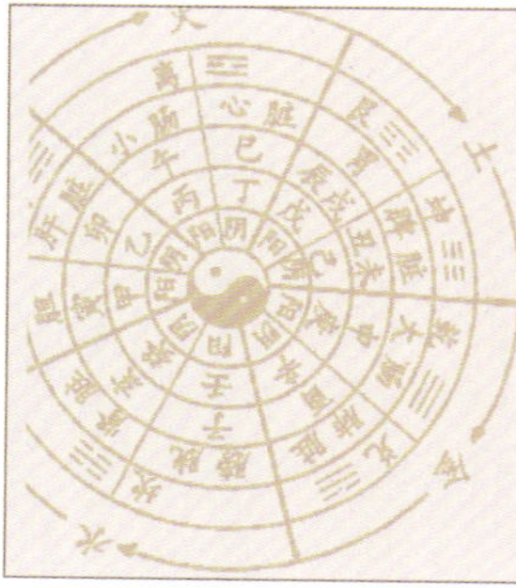

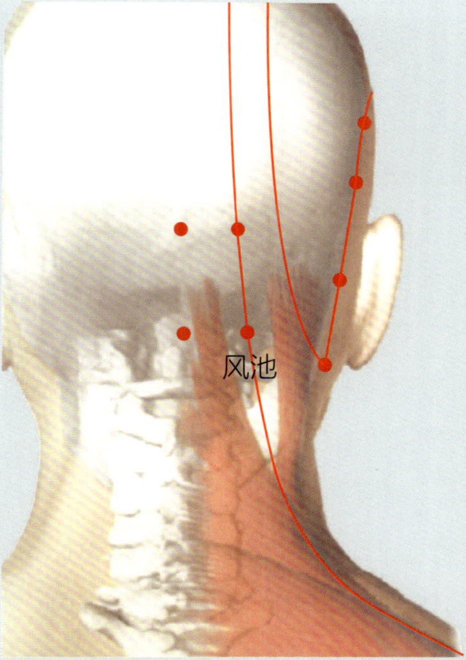

风池：在项部，当枕骨之下，与风府相平，胸锁乳突肌与斜方肌上端之间的凹陷处。针尖微下，向鼻尖方向斜刺0.8～1.2寸，或平刺风池透风池。

舌象 23

紫红瘀斑舌——面瘫

舌象解读

舌色紫红，舌苔中后黄腻，舌边有瘀点，这种舌象提示肝气郁结，气滞痰瘀。

黄腻苔说明痰湿重且渐有化热趋势；舌边有点痕，提示有瘀血，患者或可同时伴有情绪不畅、胁肋部刺痛等症。

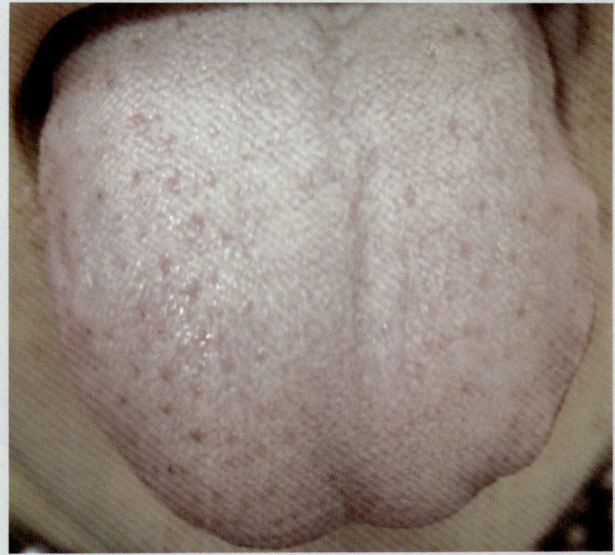

➤专家提示

平时应保持心情舒畅，避免劳累；面部应慎避风寒，出门时如有必要应戴口罩和眼罩；因眼睑闭合不全，灰尘容易侵入，为预防感染，每日应点眼药水 2 ~ 3 次。

➤ 采集过程

此舌象采自 2009 年 12 月就诊的一名 28 岁女性周围性右侧面瘫患者。

患者于 1 个月前疲劳后感寒而引发本病，因一直未进行系统治疗，所以就诊时仍有闭目不全、鼻唇沟变浅、口角歪向健侧等症状。

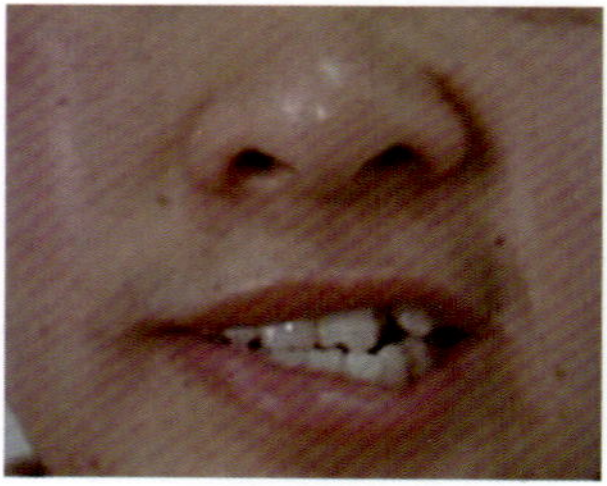

因其体型偏胖，痰湿较重，又本病迁延不愈致其情绪欠佳，肝气郁滞，且久病入络，气滞血瘀导致此类舌象形成。

➤ 治疗建议

治疗应以疏肝理气、活血化瘀为主。

口服药物以柴胡、郁金、菖蒲、桃仁、红花等为主药并可酌情配合白僵蚕、炙全蝎等虫

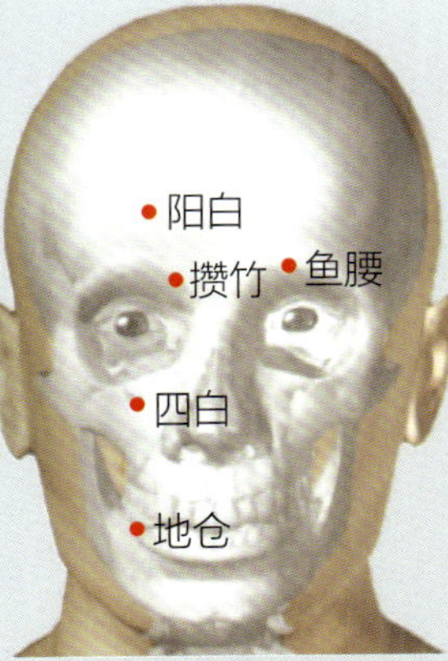

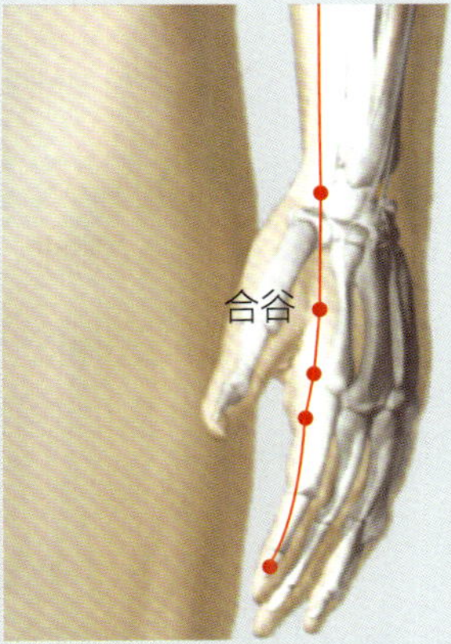

阳白： 在前额部，当瞳孔直上，眉上1寸。平刺0.5~0.8寸。

攒竹： 在面部，当眉头凹陷中，眶上切迹处。斜或平刺0.3~0.5寸。

鱼腰： 在额部，瞳孔直上，眉毛中。平刺或斜刺0.3~0.5寸。

四白： 在面部，瞳孔直下，当眶下孔凹陷处。直刺0.2~0.5寸，注意避免损伤神经、血管。

地仓： 在面部，口角外侧，上直对瞳孔。直刺0.2~0.3寸，或向颊车平刺1.0~1.5寸。

合谷： 在手背，第1、2掌骨间，当第2掌骨桡侧中点处。直刺0.5~1.0寸，亦可指针掐合谷。

类药物疏通经络。

成药有血府逐瘀胶囊、加味逍遥丸等。

针灸可酌取局部腧穴攒竹、鱼腰、阳白、四白、颧髎、地仓、颊车等，并加用期门、合谷、足三里、太冲等远端穴位。

➤ 饮食指导

面瘫患者平时应注意补充钙和B族维生素。因为两者可协同促进面部肌肉神经功能恢复。

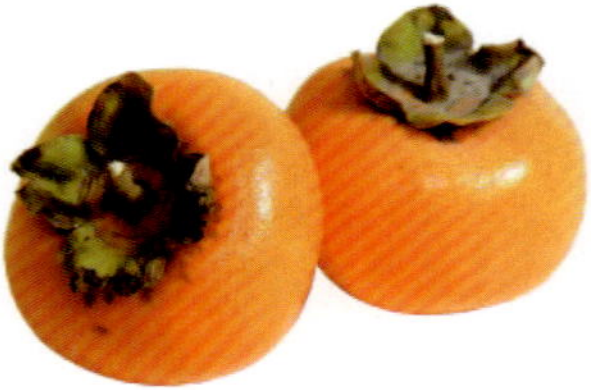

富含钙质的食物有排骨、奶制品、蛋黄、深绿色蔬菜、水果等；富含B族维生素的蔬果有各种瓜类、番茄、香菜、苹果、菠萝、柿子、葡萄。

另外，还可配服功能疏风散寒、温通经脉

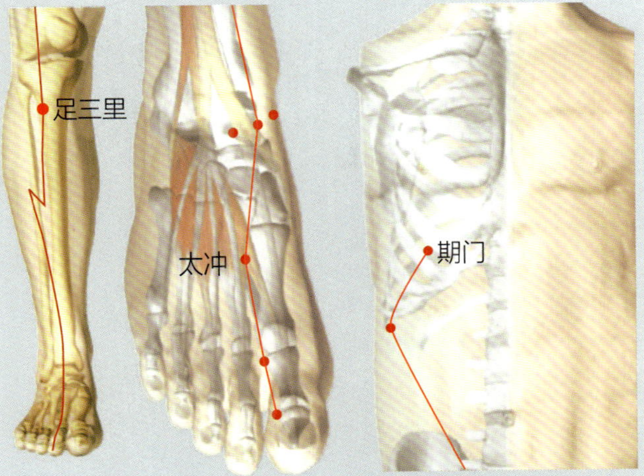

足三里：屈膝，当犊鼻下3寸，距胫骨前缘一横指（中指）。直刺1.0~2.5寸。

太　冲：在足背部，当第1跖骨间隙的后方（近端）凹陷处。直刺0.5~0.8寸。

期　门：在胸部，当乳头直下，第6肋间隙，前正中线旁开4寸。斜刺或平刺0.5~1.0寸。

的药膳或药饮。

忌食生冷、肥甘厚腻、刺激性食物，如辣椒、羊油、狗肉、鹿肉、动物内脏、带鱼等；还应戒烟限酒。

◎ 防风粥

防风 10 克，葱白 2 小段，粳米 50 克，前两味水煎取汁，粳米煮粥，将熟时加入药汁，煮成稀粥，温服。

◎ 苏叶姜糖饮

紫苏叶 5 克，生姜 3 克，红糖 10 克，煎汤代茶饮。

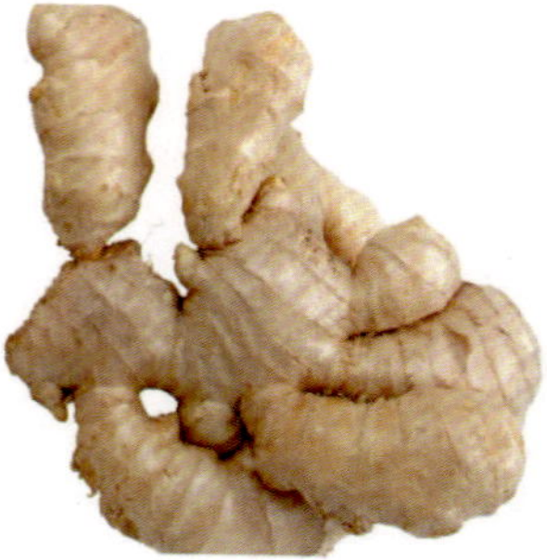

四、湿热质

以湿热内蕴为主要特征的体质状态。

主要表现为面部和鼻尖总是油光发亮，脸上易生粉刺，皮肤易瘙痒。

常感到口苦、口臭，脾气较急躁。

饮食宜忌

宜食清淡去湿的食物。

不宜多食性热生湿，肥甘厚腻的食物。

论舌名言

唇舌者，肌肉之本也。

——《灵枢·经脉》

手少阴之别，名曰通里……系舌本，属目系。

——《灵枢·经脉》

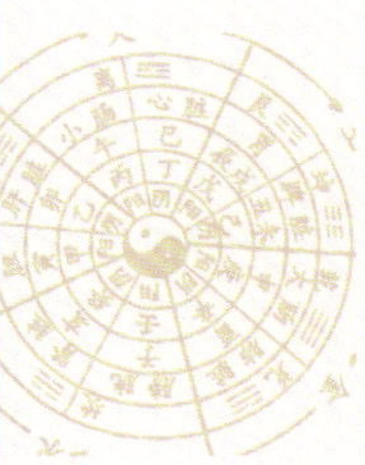

舌象 24

暗红舌，白腻苔微厚——痰瘀有热

➤ 舌象解读

舌色暗红，舌面均匀地满布一层白腻苔，偏厚，这就称为暗红舌、白腻苔微厚。

这种舌象多由体内痰瘀阻滞，经脉不通，渐以生热所致。

但是，由于舌苔不黄，说明非湿郁化热，而是经脉瘀热。

这类患者常伴有面色暗红，浑身燥热等全身症状。

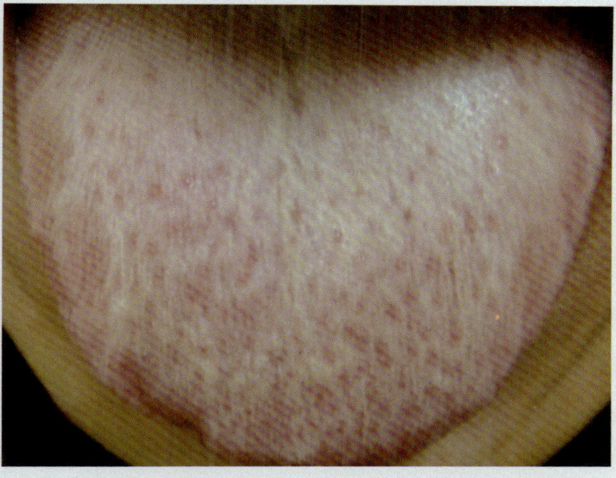

➤ 专家提示

这类疾病调整饮食、调适心情和注意生活规律同等重要。在生活方式上，首先增加运动，使气血运行更加顺利，从而使经脉郁热得散，热相自减；其次要作息规律，尤其不能熬夜，一定要保证在晚上11点之前睡觉，保证人体阴阳的自然交接。

➤ 采集过程

此舌象采自2009年7月就诊的一名痤疮患者。

该患者面部痤疮5年余，以鼻部为重。

查体可见：鼻部毛孔粗大，鼻梁处丘疹，夹有脓包样变，两颊右侧散在丘疹，色暗红，颗粒小，唇色暗红。

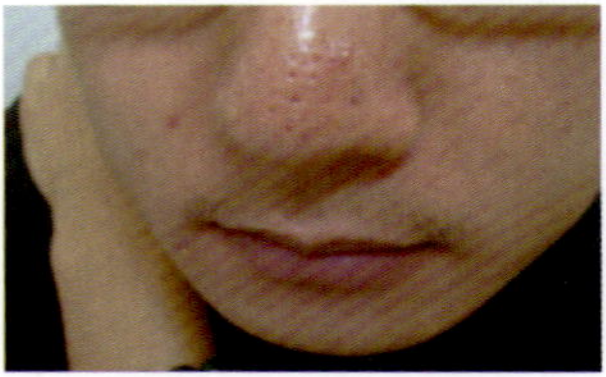

患者21岁，平素饮食不注意，嗜食辛辣油腻，偶有饮酒，经常熬夜，情绪不稳。

饮食和情绪上的疏忽造成了体内痰瘀的形成，而不良的生活习惯则加重了这种瘀阻的状况，日久生热，最终出现了这种舌象。

➤ 治疗建议

这种情况应当以通络清热，化痰散瘀为治

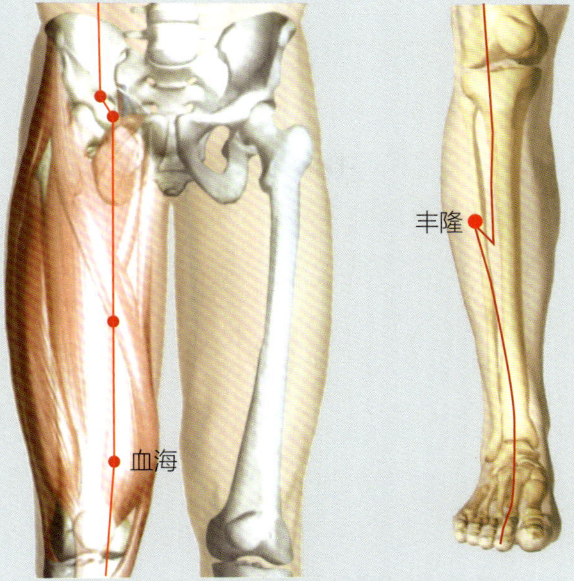

血海： 屈膝，在大腿内侧，髌底内侧端上2寸，当股四头肌内侧头的隆起处。直刺1.0～1.5寸。

丰隆： 在小腿前外侧，当外踝尖上8寸，条口外侧，距胫骨前缘二横指（中指）。直刺1.0～1.5寸。

疗原则。

药物可以用半夏、茯苓、橘红、竹茹、红花、桃仁、川芎等化痰祛瘀；疾病日久的，还可以加用少量全蝎、地龙等通络的药物。

同时，痤疮通常与肺和大肠关系密切，所以可以适当加用桔梗、制大黄等药物疏通肺与大肠的表里之气。

针灸治疗一方面要疏通局部气血，以针刺局部阿是穴为主，另一方面则可以取血海、丰隆、三阴交、曲池等活血、化痰、清热的穴位配合使用。

这类患者尤其适合使用放血或刮痧疗法，使用的穴位通常是大椎、肺俞和背部的反应点。

饮食指导

这类患者发病通常都与饮食肥甘厚腻有关，

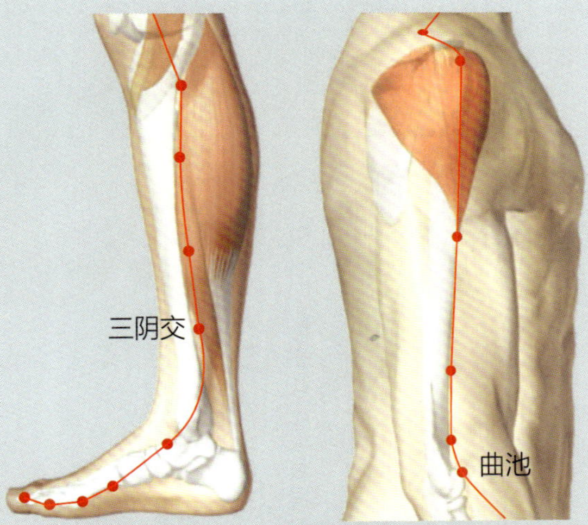

三阴交： 在小腿内侧，当内踝尖上3寸，胫骨内侧缘后方。直刺0.5～1.0寸，可透刺悬钟，亦可向下斜刺。

曲　池： 在肘横纹外侧端，屈肘，当尺泽与肱骨外上髁连线的中点。直刺0.5～1.5寸。

所以在调理阶段的饮食一定要以清淡为主，饮食结构中一定是谷物为主，蔬菜次之，肉蛋仅作辅助；水果应当多吃凉性水果，像梨、橙子、香蕉等，并且注意多喝水，零食方面少吃膨化食品及甜食、辣味食物。

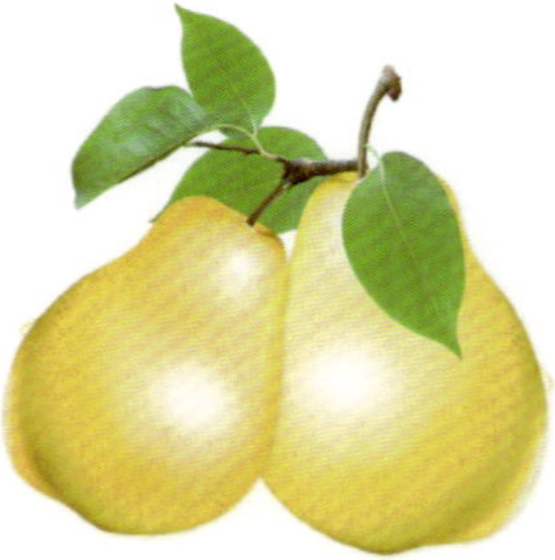

平素可以用薏苡仁、绿豆等煮水代茶饮，会有一定的帮助。

禁食辛辣油腻食物；酒、烟应当严格控制；鱼、虾等腥膻发物应当尽量避免食用。

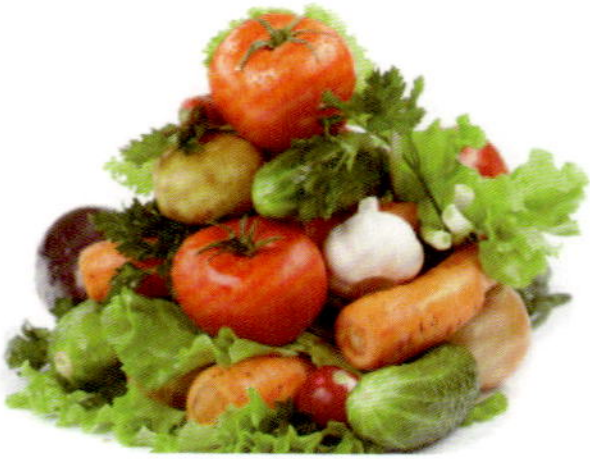

在日常饮食中应当注意，有些东西也是要忌口的，像大蒜、韭菜、薤白、蒜苗、韭黄、茴香等。

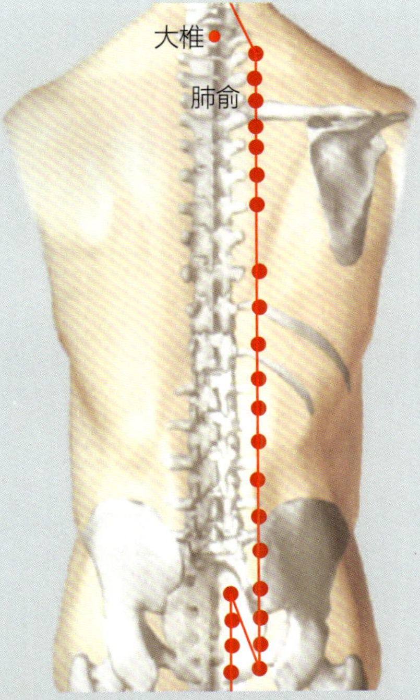

大椎： 在后正中线上，第7颈椎棘突下凹陷中。稍向上斜刺0.5～1.0寸。

肺俞： 在背部，当第3胸椎棘突下，旁开1.5寸。向内斜刺0.5～1.0寸。

舌象 25

紫舌，黄腻苔——痰热肝郁

舌象解读

舌色呈紫色，舌体略胖，舌苔黄厚腻，尤其以舌的中部为重，这种舌象就称为紫舌、黄腻苔，多见于中焦痰湿阻滞，日久化热，兼有肝气不疏的患者。

临床上，这类患者常常表现为饮食失常，胃肠不适，四肢困重，情绪不畅，胁肋胀痛，女性还可能出现乳房胀痛、月经不调等一系列妇科症状。

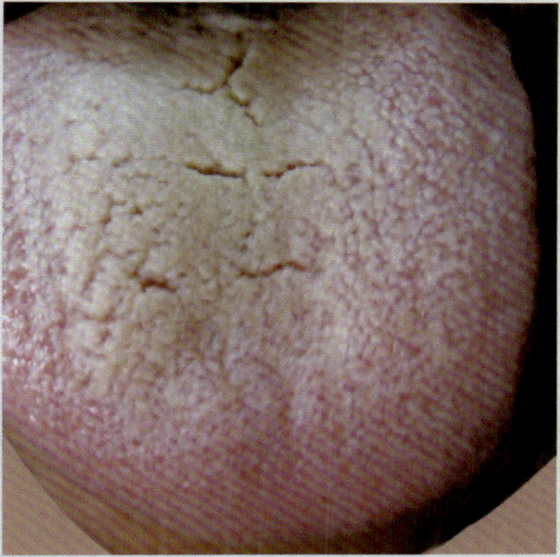

➤专家提示

首先，舒缓心情很重要。在身体条件允许的情况下尽量多做户外运动，多与人沟通和交流，将注意力尽量转移出自己生活的小圈子，多关心周围的人和事；对许多事情要学会看淡。其次，要注意饮食。再者，要注意保持清洁，避免不必要的感染。最后，生活作息规律，这对身体的恢复帮助极大。

➤采集过程

此舌象采自2009年7月就诊的一名产后不适的患者。患者产后至就诊时2个月，恶露未停（黄色水样物），产道时有胀感，且近1周出现肠炎。产后心情郁闷，时有腹泻、失眠发生，纳呆，浑身乏力，容易感冒。此病起于产后不洁，肝胆湿热累及肠胃，引起中焦湿热，而妇女产后肝胆之气最易不畅，肝郁气滞，所以会出现这种舌象。

➤治疗建议

此病之本为肝郁气滞，标为中焦湿热，依据“急则治其标，缓则治其本”原则，应当以清中焦湿热为先，兼以疏肝理气。用药时，以黄连、竹茹、半夏、橘红等化痰湿、祛痰热的药物为主，适当加用牡丹皮、栀子、柴胡、薄荷等疏肝气、清郁热的药物。在针灸治疗中，重用丰隆、阴陵泉、公孙等健脾、化痰、祛湿

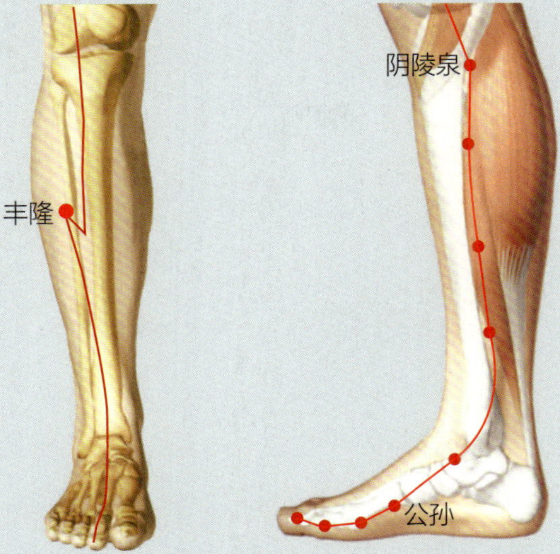

丰　隆： 在小腿前外侧，当外踝尖上8寸，条口外侧，距胫骨前缘二横指（中指）。直刺1.0~1.5寸。

阴陵泉： 在小腿内侧，当胫骨内侧髁后下方凹陷处。直刺0.5~0.8寸。

公　孙： 在足内侧缘，当第1跖骨基底部的前下方。直刺0.5~1.0寸。

的穴位，并同时选用膻中、期门等行气开郁的腧穴。

➤饮食指导

这类患者中焦脾胃虚弱，又有湿热阻滞，所以各种煎炸、油腻、肥甘厚味的食物是禁食的；由于中焦郁热，所以患者一般会喜欢吃凉一点的东西，但是应当注意的是，寒凉食物虽然可以暂时缓解一下身体的不适症状，但是由于痰湿遇寒则凝，寒凉食物是最不适合有痰湿的患者吃的，所以寒凉食物也要禁食；烟酒容易助湿助热，所以应当尽量少碰。首选食物是健脾利湿类食物，典型代表就是薏苡仁。其次，像荷叶、绿豆、藕等都是不错的选择。另外，像竹笋、茭白、葱姜等及各种绿叶蔬菜，可以帮助舒缓心情，也是理想的选择。需要特别指出的是，偶尔食用巧克力、饮用咖啡对舒缓心情有意想不到的效果。

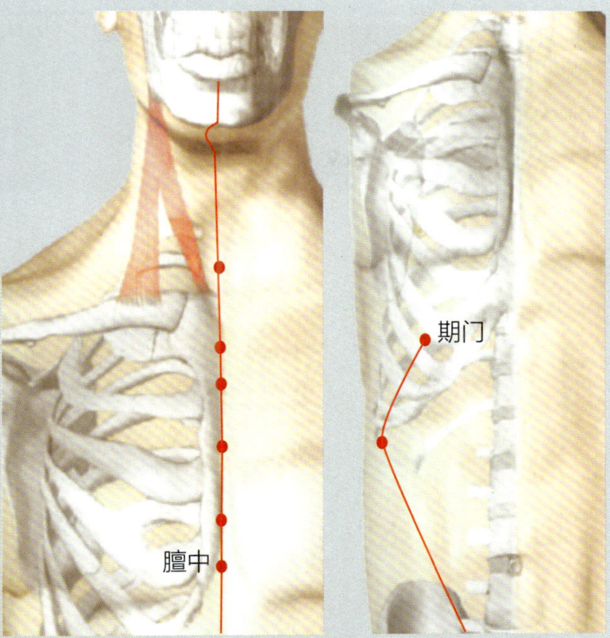

膻中：在胸部，当前正中线上，平第4肋间，两乳头连线的中点。平刺0.5～1.0寸。

期门：在胸部，当乳头直下，第6肋间隙，前正中线旁开4寸。斜刺或平刺0.5～1.0寸。

舌象 26

暗淡舌，灰黄腻苔——久积痰湿

舌象解读

舌色暗淡，舌苔，尤其是舌体中部，满布一层黄灰色的腻苔，且舌中央有一条明显的裂纹，这种舌象就称为暗淡舌、灰黄腻苔。

这类舌象多为胃肠积滞日久，食积与痰湿互相纠结，日久化热而成。

临床上，此类患者多有不思饮食、口臭等症状，如果积滞时间过长，还会影响到脾气，出现浑身乏力等全身症状。

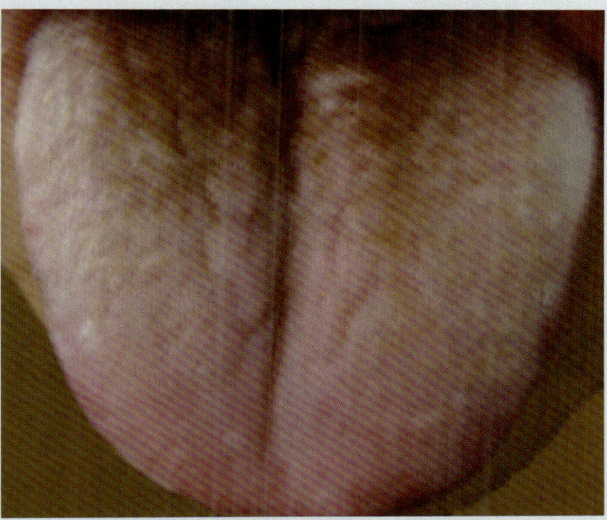

➤专家提示

注意饮食是最重要的；其次要注意尽量避免感受风寒，外感风寒、内有湿滞的情况会给治疗增加难度；注意休息，帮助恢复自身的运化能力，有助于身体的恢复；还应该避免长期待在阴冷潮湿的环境中。

➤ 采集过程

此舌象采自 2009 年 7 月就诊的一位胃肠不适患者。

患者男，76 岁，有冠心病病史，新近感觉疲劳，纳食欠佳，稍有口臭，消化不良，大便稀溏。经过询问，数月前因某次聚会，饮食不当，之后诸证毕现，迁延至今。

老年人胃肠功能本身就相对不足，对于外界的适应能力也相对不佳，当失当的饮食超过了肠胃的负担能力，就会引起食积的问题，而一旦食积停于中焦，影响了全身的气化，就会造成痰湿停聚的问题，于是就会出现这种舌象，以及各种全身症状。

➤ 治疗建议

患者的主要问题是食积与痰湿纠结，停于中焦，所以治疗应当以化痰消积为主要原则，

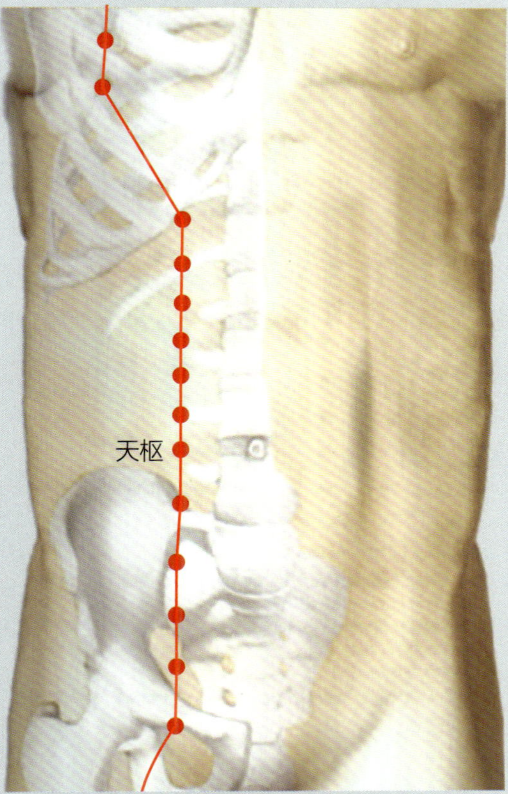

天枢：在腹中部，距脐中2寸。直刺1.0～1.5寸。

当脾气虚弱时，也应适当兼顾健脾的问题。

药物主要以焦山楂、神曲、麦芽、莱菔子、陈皮、半夏等消食化痰的药物为主，同时可以适当加用炒白术、茯苓、泽泻、藿香等健脾祛湿的药物。

针灸主要使用天枢、足三里、上巨虚、丰隆等通腑化痰的穴位，同时可以加用阴陵泉等健脾祛湿的穴位。

➤ 饮食指导

首先应当食用清淡、易消化的食物，像粥、汤、面条之类的食物是最好的选择；其次应当多食用清热利湿的食物，像薏苡仁、竹笋、绿豆等。

在一段时间内应当停止食用煎炸、油腻、肥厚的食物；各种助湿滋腻的食物，像藕、银耳、山药等都不宜食用；禁烟酒；忌食辛辣等助热的食物。

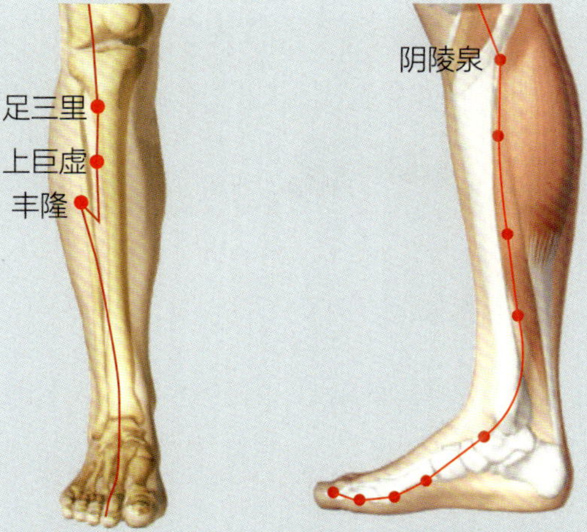

足三里： 屈膝，当犊鼻下3寸，距胫骨前缘一横指（中指）。直刺1.0~2.5寸。

上巨虚： 在小腿前外侧，当犊鼻下6寸，距胫骨前缘一横指（中指）。直刺1.0~2.0寸。

丰　隆： 在小腿前外侧，当外踝尖上8寸，条口外侧，距胫骨前缘二横指（中指）。直刺1.0~1.5寸。

阴陵泉： 在小腿内侧，当胫骨内侧髁后下方凹陷处。直刺0.5~0.8寸。

舌象 27

红舌，薄腻苔——湿热内蕴

➤舌象解读

舌色偏红，尤其舌尖部为重，舌面上遍布一层薄腻苔，且舌苔偏水滑，这种舌相即为红舌、薄腻苔，主要见于湿热内蕴的患者。

临床上，这类患者大多会有头部昏蒙、四肢困重等全身症状，另外，还可能表现为皮肤病、泌尿生殖系统疾病及肛肠疾病。

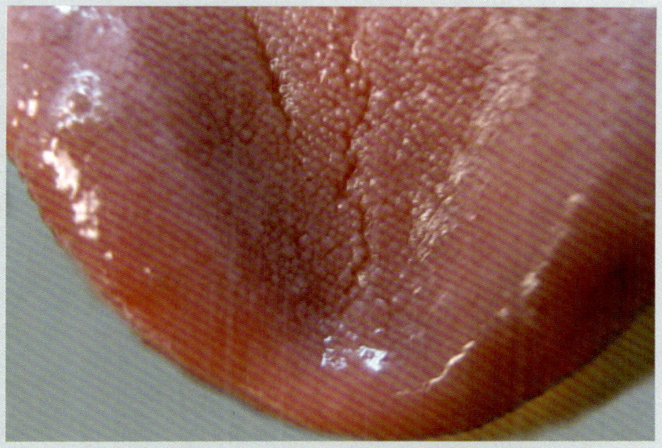

➤ 专家提示

这类患者内湿已盛，如果再感受外湿则会进一步引动内湿，加重病情，所以一定要保证环境的温暖和干燥；丘疹会有痒感，为了不留下瘢痕应尽量不要抓挠，如果奇痒难忍可以用梅花针在局部进行叩刺，直至出现液体即可，之后注意局部消毒；多运动对此病的恢复有一定帮助。

➤ 采集过程

此舌象采自2009年7月就诊的一名32岁女性患者。

患者双手湿性丘疹及结痂数年，加重3个月。

患者自诉数年前由云南初来北京，居住于地下室约一年半的时间，居住环境比较潮湿，之后就慢慢出现上述症状，身体其他部位亦有泛发。

既往曾被诊为湿疹，用过各种中西药物，未见疗效。

现查体见双手皮肤结痂明显，颜色黯紫，脉沉滑。

患者有明显的接触外湿史，故病因应当是外湿长久不去，既而侵入内里，蕴于体内，阻碍了身体的气机循环和水液代谢，使得湿郁日久而化热，表现于肌肤则出现上述症状，在舌就表现为这种红舌薄腻苔。

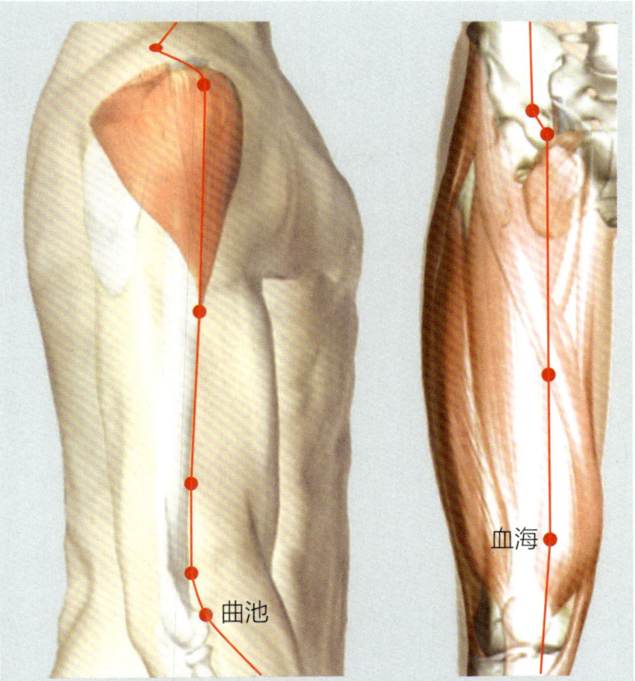

曲池： 在肘横纹外侧端，屈肘，当尺泽与肱骨外上髁连线的中点。直刺0.5～1.5寸。

血海： 屈膝，在大腿内侧，髌底内侧端上2寸，当股四头肌内侧头的隆起处。直刺1.0～1.5寸。

➤ 治疗建议

以化湿为治疗原则，兼以清热。需要注意的是，这里的化湿不能用苦寒燥湿的方法，而应当用温化水湿的方法。

在药物的应用上，应当用茯苓、桂枝、白术、生姜等偏温性的药物，水湿严重的还可以适当加用干姜、附子等热性药。

在应用这些药物时，对其用量要十分谨慎；清热药不能过于寒凉，可以使用连翘、大青叶、苦参等。

针灸可取曲池、血海、百虫窝、阴陵泉等，可在脾俞、肾俞或者肺俞适当加用艾灸。

➤ 饮食指导

这类患者主要的问题就是水湿，所以在饮食上应当以去湿为要义。

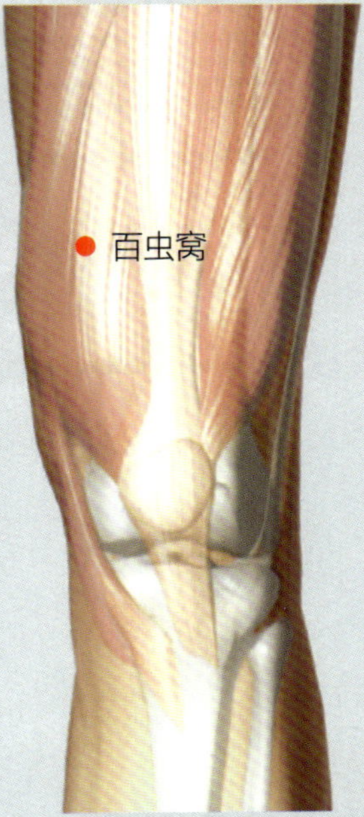

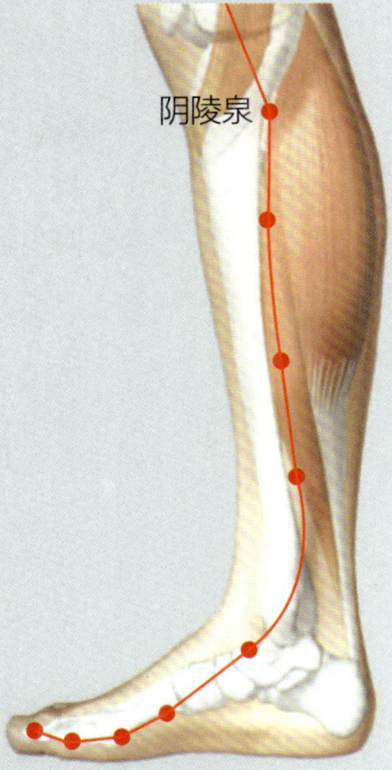

百虫窝：屈膝，在大腿内侧，髌底内侧端上3寸，即血海上1寸。直刺1.5～2.0寸。

阴陵泉：在小腿内侧，当胫骨内侧髁后下方凹陷处。直刺0.5～0.8寸。

平时可以多吃的食物包括薏苡仁、山药、小米、绿豆、白扁豆等。

◎ 白扁豆粥

[原料]白扁豆20克,大米100克,冰糖适量。

[制法]将白扁豆、大米择洗干净,扁豆研末,同放入锅中,加清水适量煮粥,待熟时调入冰糖,再煮一二沸即成。

每日 1 次，长期饮用。

◎ 茯苓粉粥

[原料] 茯苓 30 克，大米 50 克，冰糖少许。

[制法] 将茯苓择净，研为细末。

先取大米淘净，放入锅中，加清水适量煮沸后，再下茯苓粉，煮至粥熟时，调入冰糖，再煮一二沸即成。每日 1 剂，长期饮用。

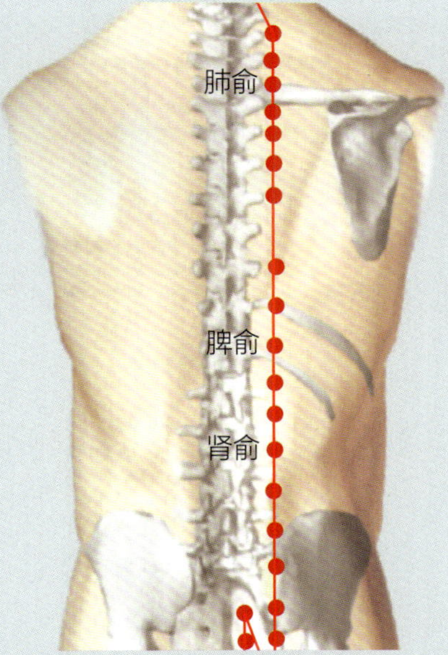

肺俞：在背部，当第3胸椎棘突下，旁开1.5寸。向内斜刺0.5~1.0寸。

脾俞：在背部，当第11胸椎棘突下，旁开1.5寸。向内斜刺0.5~1.0寸。

肾俞：在腰部，当第2腰椎棘突下，旁开1.5寸。直刺0.8~1.5寸。

舌象 28

暗红齿痕舌，薄苔——脾胃不和

➤ 舌象解读

舌色暗红，舌体略胖，有齿痕，舌苔薄，这种舌象就是暗红齿痕舌、薄苔。

这种舌象多见于脾失健运，胃腑失和，机体功能失调的患者。

这类患者多表现为面色萎黄或苍白，纳食不佳，活动不灵，反应偏慢，肠胃不适，大便溏薄等。

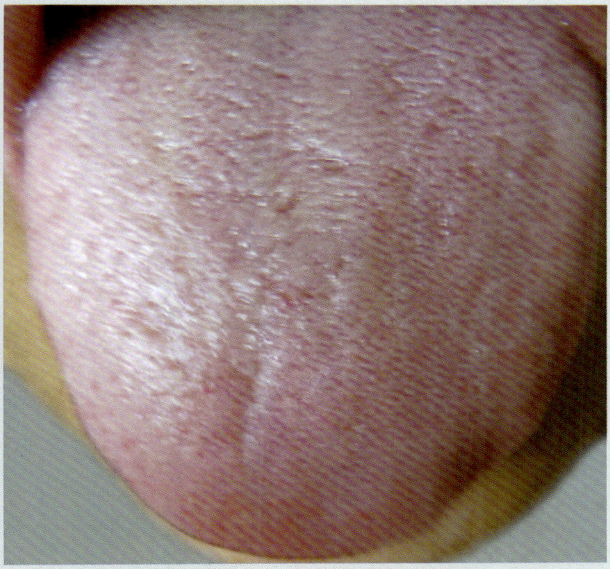

专家提示

注意饮食及生活方式，将饮食调整到正常的习惯上来，即以主食为主，适当辅以蔬菜和肉食，且蔬菜的量应当大于肉类；注意休息及心情的调整。

➤ 采集过程

此舌象采自 2009 年 6 月就诊的一位呃逆患者。

该患者呃逆时作，胁肋不舒，胸脘痞闷，腹胀，大便溏薄或稀，小便时有灼热感，频急短少，时感腿肿，既怕冷又怕热。

患者长期饮食失当，造成脾胃功能失调，虽然没有明显的病理症状，但是诸多功能障碍已经出现。

由于脾、胃功能难以相互配合，二者各司其职，不知协调，故而出现上述症状，也造成了这种舌象的出现。

➤ 治疗建议

针对这种情况，应当以健脾和胃，调和阴阳为主要的治疗原则。

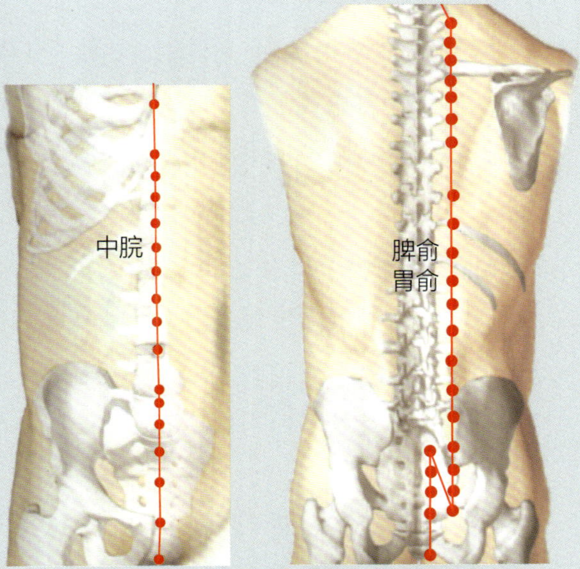

中脘： 在上腹部，前正中线上，当脐中上4寸。直刺0.8～1.2寸。

脾俞： 在背部，当第11胸椎棘突下，旁开1.5寸。向内斜刺0.5～1.0寸。

胃俞： 在背部，当第12胸椎棘突下，旁开1.5寸。向内斜刺0.5～1.0寸。

在药物上，主要用人参、黄芪、白术、陈皮等健脾益气和胃，用苍术、神曲、香附、川芎、栀子等调和阴阳气血。

日常，我们可以用中成药补中益气丸和越鞠丸代替。

针灸主要使用中脘、足三里、阴陵泉、内关、脾俞、胃俞等从阴阳两方面同时调节脾胃的腧穴来进行治疗。

➤饮食指导

这类患者的饮食，首先要注意的就是易消化，所以最好的选择就是各种粥和汤类，在主食上，应当以馒头为主；其次，多吃山药、小米等健脾益气的食物；最后，少食多餐，尽量减少肠胃的负担。

同时应当忌食煎炸、黏腻、生冷、辛辣等刺激性食物。

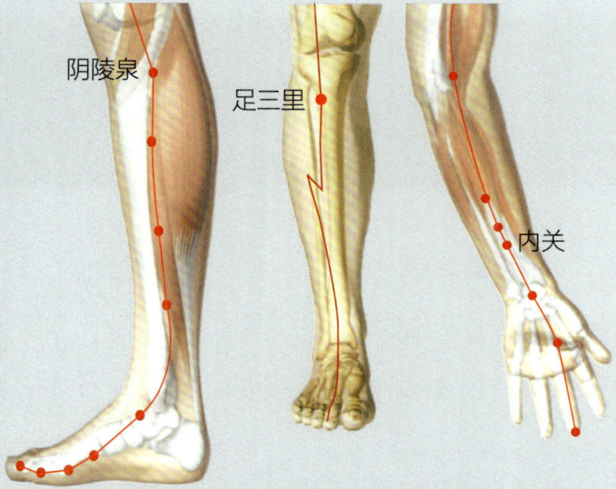

阴陵泉： 在小腿内侧，当胫骨内侧髁后下方凹陷处。直刺0.5～0.8寸。

足三里： 屈膝，当犊鼻下3寸，距胫骨前缘一横指（中指）。直刺1.0～2.5寸。

内　关： 在前臂掌侧，当曲泽与大陵连线上，腕横纹上2寸，掌长肌腱与桡侧腕屈肌腱之间。直刺0.5～1.0寸，透刺外关。

舌象 29

暗红舌，黑燥苔——肝胆实热

舌象解读

舌色暗红，舌面干而少津，舌中有焦黑色的燥苔，这种舌象称为暗红舌，黑燥苔。

舌色暗红表示患者体内有实热；焦黑苔为邪热入里，蕴结在脏腑。

这种舌象多为肝胆实热，热毒瘀结体内而呈现的舌象。

同时患者会伴有口苦、尿黄、大便燥结等全身症状。

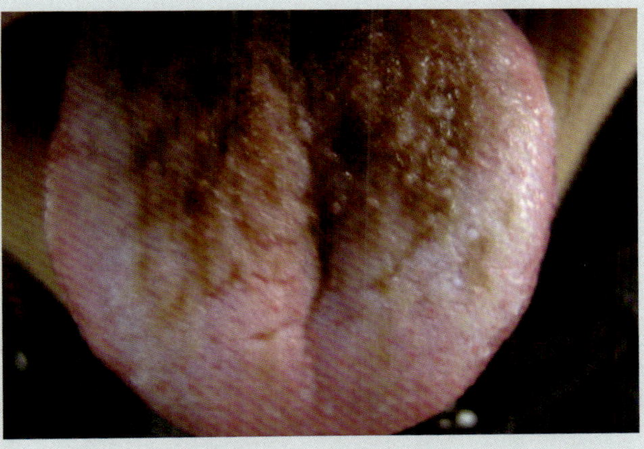

专家提示

按照后面饮食指导，注意调护；可选择太极拳、十二段锦、坐功等静功锻炼，调畅气机，疏肝解郁，不宜进行过于剧烈的活动；平时避免过度用脑，预防颅脑外伤，避免用力大便、剧烈咳嗽等，以免加重颅内压症状；保持情绪稳定，建立乐观的生活态度，多与周围的人交流，调整心态。

采集过程

此舌象采自 2008 年 12 月就诊的一位颅内肿瘤患者，肿瘤多发。

目前已属中晚期，手术后再次复发，正处于放疗后阶段，伴有头目胀痛、呕吐剧烈、大便燥结等。

放疗热毒炽盛，且患者久病，素体阳虚，所以热毒入里，蕴结脏腑而表现出此种舌象。

治疗建议

治疗应清肝胆，泻实热，解毒化瘀。

中药以赤芍、龙胆草、黄芩、栀子、半夏、当归、夏枯草等为主。

临床常用验方：威灵仙、七叶一枝花、木瓜、三七粉。

前三味药煎汤，与三七粉一起冲服。

可以清热解毒活血，尤其适用于脑肿瘤

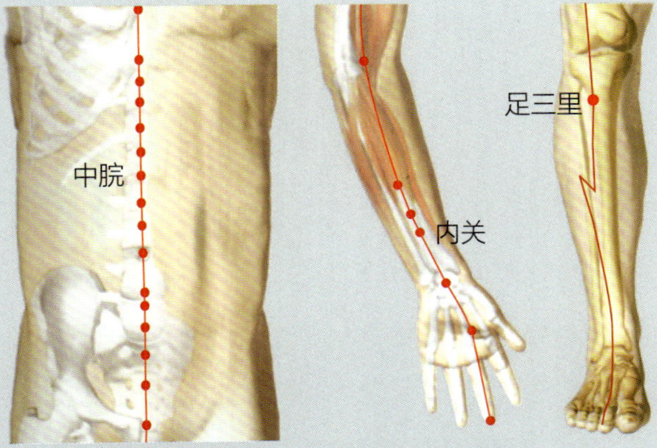

中　脘： 在上腹部，前正中线上，当脐中上4寸。直刺0.8～1.2寸。

内　关： 在前臂掌侧，腕横纹上2寸，掌长肌腱与桡侧腕屈肌腱之间。直刺0.5～1.0寸，透刺外关。

足三里： 屈膝，当犊鼻下3寸，距胫骨前缘一横指（中指）。直刺1.0～2.5寸。

患者。

对于肿瘤引起的呕吐、头痛等可应用针灸，取穴中脘、内关、足三里、风池、百会等。

➤饮食指导

颅内肿瘤的患者可以吃些具有保护颅内血管作用的食物，如芹菜、荠菜、菊花脑、茭白、向日葵子、海带、牡蛎等。

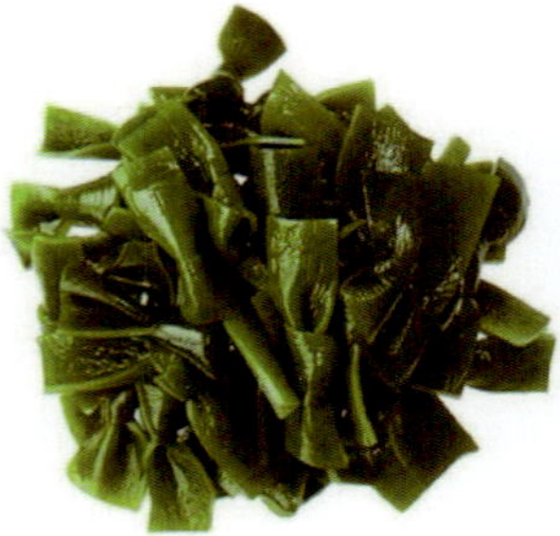

另外玉米须、赤豆、核桃仁、紫菜、鲤鱼、鸭肉、海带等，有防治颅内高压的作用；还可以进食有保护视力作用的食物，如菊花、荠菜、羊肝、猪肝等。

忌食用辛辣走窜的刺激性食物，忌吃饭时暴怒，忌烟、酒。

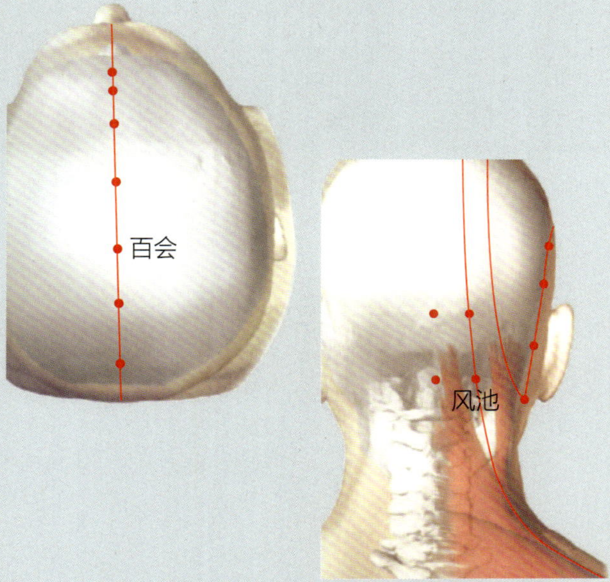

百会：在头部，当前发际正中直上5寸，前顶后1.5寸。平刺0.5～0.8寸。

风池：在项部，当枕骨之下，与风府相平，胸锁乳突肌与斜方肌上端之间的凹陷处。针尖微下，向鼻尖方向斜刺0.8～1.2寸，或平刺风池透风池。

舌象 30

舌红，苔黄——眩晕

舌象解读

舌色红，舌苔黄，舌边缘有散在瘀点。

这种舌象多由肝阳上亢，肝气郁结，郁而化火，火随气升，上扰清空所致。

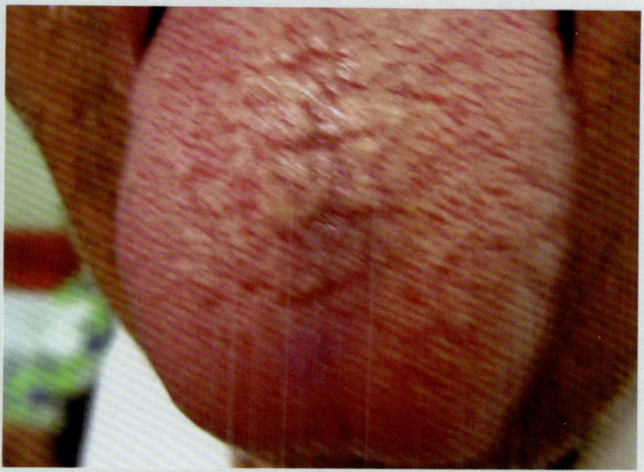

➤专家提示

平时要注意避免过度疲劳，保持心情开朗，生活有规律，以减少复发机会。另外发作期间，要卧床休息，注意防止起立时因突然眩晕而倾跌，卧室应保持安静，减少噪声，光线尽量暗些，但空气要流动畅通，不宜过于温暖。

采集过程

此舌象采自 2009 年 7 月就诊的一位眩晕患者。

患者消瘦，属阴虚体质，平时脾气暴躁，就诊时伴眩晕耳鸣、头痛且胀、急躁易怒、面色潮红、失眠多梦、口苦咽干、大便干、小便黄等。

治疗建议

治疗宜平肝潜阳，疏肝解郁。

主要用天麻、钩藤、石决明、川牛膝、桑寄生、杜仲、山栀、黄芩、益母草、茯神、首乌藤、菊花、龙胆草等组方。

针灸取合谷、太冲、三阴交、悬钟、攒竹、风池、百会等穴，宜补泻兼施。

饮食指导

可以多吃些芝麻、桑椹、核桃、淡菜、海蜇、

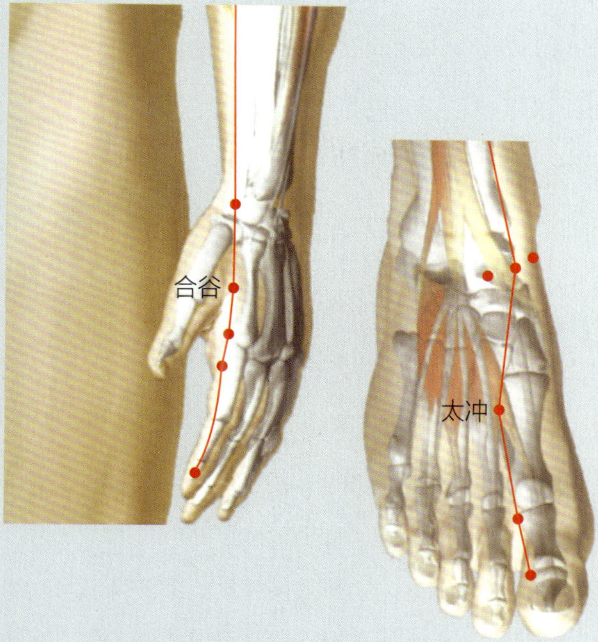

合谷： 在手背，第1、2掌骨间，当第2掌骨桡侧中点处。直刺0.5～1.0寸，亦可指针掐合谷。

太冲： 在足背部，当第1跖骨间隙的后方（近端）凹陷处。直刺0.5～0.8寸。

白菊花、枸杞子、天麻、何首乌、紫河车、荸荠、菊花脑、萝卜、橘子、金橘、莴笋、丝瓜、冬瓜、黄瓜、绿豆芽、空心菜、茭白、槐花、决明子等。

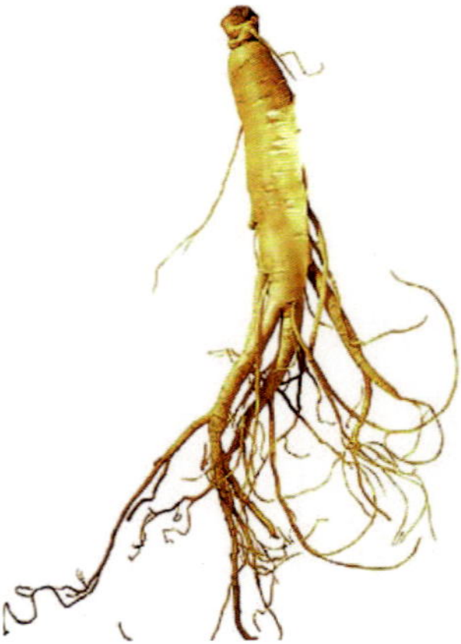

肝阳上亢的头晕患者忌食狗肉、公鸡、辣椒、肉桂、人参、川芎、紫河车等甘温辛辣助热上火的食物。

少用蜂蜜、大枣、荔枝、黄精，这几种食物味甜，属滋腻之品，容易生湿生痰，引起眩晕。

◎ 菊花枕

菊花能降血压、明目解毒、治头晕、头痛、

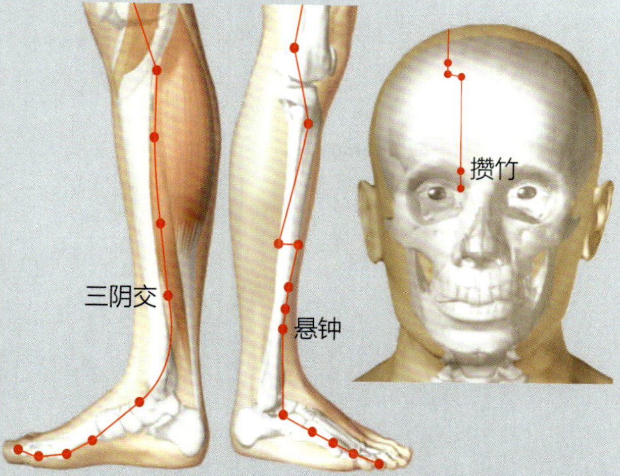

三阴交： 在小腿内侧，当内踝尖上3寸，胫骨内侧缘后方。直刺0.5～1.0寸，可透刺悬钟，亦可向下斜刺。

悬　钟： 在小腿外侧，当外踝尖上3寸，腓骨前缘。一说在腓骨后缘。直刺1.0～1.5寸。

攒　竹： 在面部，当眉头凹陷中，眶上切迹处。斜或平刺0.3～0.5寸。

耳鸣目眩，能使小便清长。

高血压的人可用菊花枕头，尤其对妇女肝阳亢盛导致头晕、晚间烦躁不能成眠者很有帮助。

可将野菊花与油柑子叶、绿豆壳或通草丝晒干装入枕袋内再密缝即可。

◎ 鸡蛋红糖

豆油适量放锅内烧热，将 2 个鸡蛋，30 克红糖（放一点水搅拌）倒入锅内煎熟，空腹服用，连服 10 天。为巩固疗效，也可多服几天。

论舌名言

肝者筋之合也……而脉络于舌本也。

——《灵枢·经脉》

脾足太阴之脉，起于大指之端，……连舌本，散舌下。

——《灵枢·经脉》

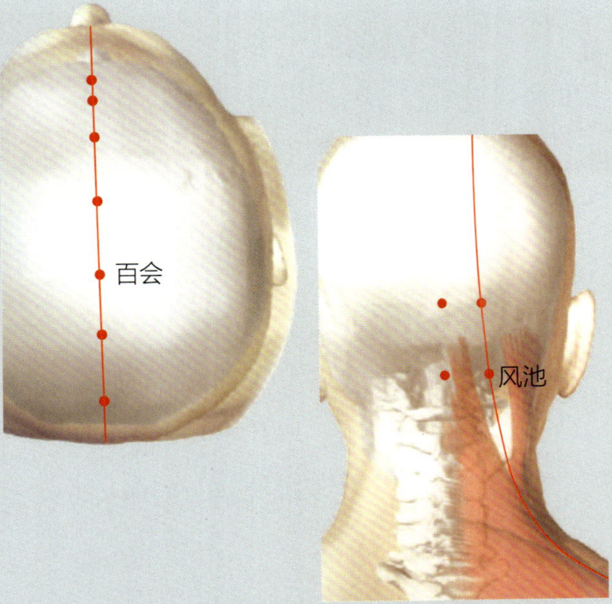

百会： 在头部，当前发际正中直上5寸，前顶后1.5寸。平刺0.5～0.8寸。

风池： 在项部，当枕骨之下，与风府相平，胸锁乳突肌与斜方肌上端之间的凹陷处。针尖微下，向鼻尖方向斜刺0.8～1.2寸，或平刺风池透风池。

舌象 31

黄腻苔——黄疸

舌象解读

舌质淡，舌苔黄厚腻，舌的边缘有散在瘀点。

这种舌象多由湿热蕴蒸肝胆，肝气郁结，胆汁外溢所致。

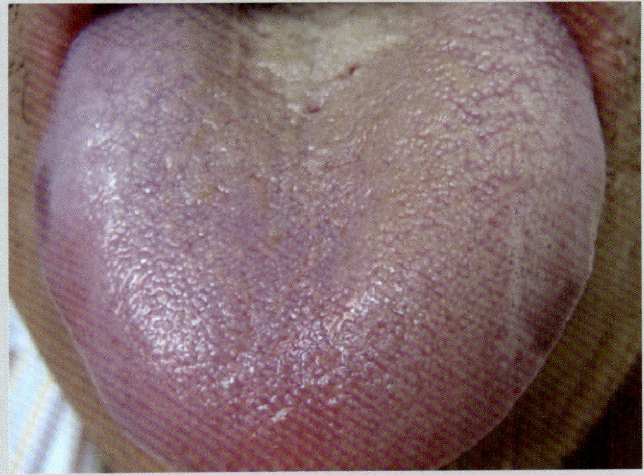

➤专家提示

肝硬化患者要保持情绪稳定，树立坚强意志，心情开朗，消除思想负担，这样会有益于病情改善。积极进行有益的体育锻炼，如散步、做保健操、太极拳、气功等，活动量以不感觉到疲劳为度。另外要定期复查，防止病变。

采集过程

此舌象采自2009年7月就诊的一位肝硬化黄疸患者。患者发病日久，由慢性肝炎转化而来，就诊时伴有身目俱黄、发热、口渴、胁肋腹部胀满疼痛、时而恶心欲吐、小便短少、黄赤、大便秘结等。

治疗建议

治疗宜清热利湿，佐以疏肝理气。主要用茵陈、栀子、大黄、郁金、川楝子、橘皮、竹茹、升麻、柴胡、火麻仁等组方。针灸取大椎、至阳、腕骨、阳陵泉、太冲、少冲等穴，针用泻法。

饮食指导

肝硬化患者首先要合理应用蛋白质。肝脏是蛋白的合成场所，每天由肝脏合成白蛋白11～14克。当肝硬化时，肝脏就不能很好地合成蛋白质了。这时就需要合理安排蛋白质的

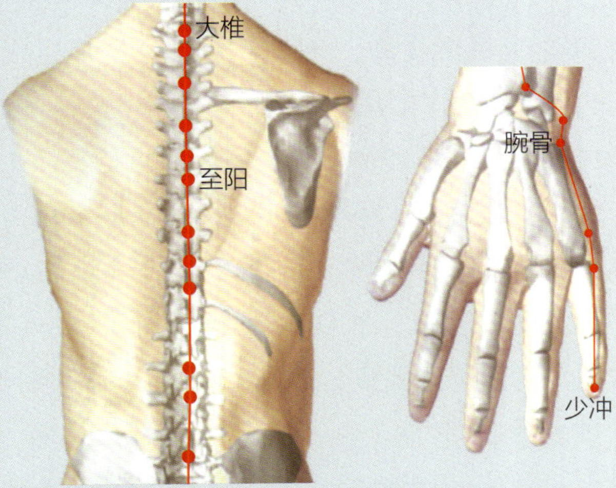

大椎： 在后正中线上，第7颈椎棘突下凹陷中。稍向上斜刺0.5～1.0寸。

至阳： 在背部，当后正中线上，第7胸椎棘突下凹陷中。稍向上斜刺0.5～1.0寸。

腕骨： 在手掌尺侧，当第5掌骨基底与钩骨之间凹陷处，赤白肉际。直刺0.3～0.5寸。

少冲： 在小指末节桡侧，距指甲角0.1寸（指寸）。直刺0.1～0.2寸，或点刺出血。

摄入，防止肝性脑病的发生。可以选择由多种来源的蛋白质食物。为了使患者较好地适应，可以吃以酪蛋白为基础的饮食，把奶酪掺到适量的鸡、鱼、瘦肉、蛋中，每天都要有一点儿，以平衡蛋白膳食。另外要适量摄入脂肪、糖类、维生素、钠、水、微量元素等。忌食高脂肪、高胆固醇、高蛋白饮食，不宜经常食用或大量食用动物内脏、蛋黄、螃蟹、松花蛋等；限制食盐摄入量；忌食沙丁鱼、青花鱼、秋刀鱼和金枪鱼等；忌吃坚硬粗糙的食物；忌酒和滥用药物等。

◎ 芹菜大枣汤

［原料］芹菜（连根）250 克左右，大枣 100 ~ 200 克。

［制法］芹菜、大枣洗净，同放锅内加适量水共煮汤饮服。

［功效］有降压利尿，利胆退黄，和中养血作用。

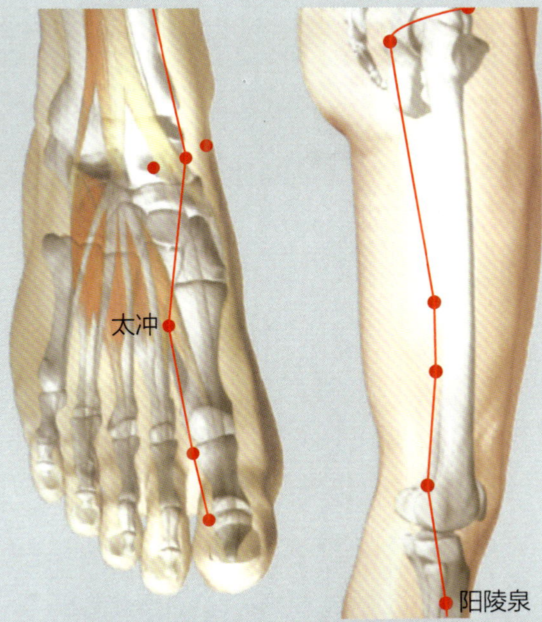

太　冲： 在足背部，当第1跖骨间隙的后方（近端）凹陷处。直刺0.5～0.8寸。

阳陵泉： 在小腿外侧，当腓骨头前下方凹陷处。直刺1.0～2.0寸。

舌象 32

灰黑黄腻苔——湿热蕴蒸

➤舌象解读

舌色紫暗，舌体稍胖，舌面上广泛分布厚腻的黄苔，特别是舌根部舌苔呈灰黑色，此类舌象称灰黑黄腻苔。

这种舌象多由湿热蕴蒸肝胆，使胆汁外溢而发黄腻苔，另外热为阳邪，热极入里，与瘀血互结而呈现灰黑苔的舌象。

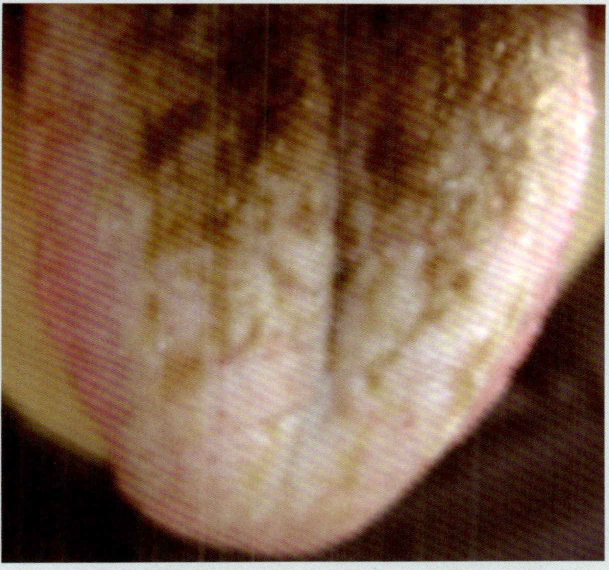

专家提示

肝癌患者不适合做剧烈运动，所以条件允许的情况下可以出去走走，和外界多接触和沟通，这样也会减轻心理负担，对病情恢复有益。

➤采集过程

此舌象采自2009年6月就诊的一位肝癌患者，患者病情已经到了晚期，伴腹水，黄疸，黄色鲜明，发热口渴，胁肋部胀满疼痛，小便黄且短少，大便干。

➤治疗建议

治宜清热、利湿、退黄，扶正祛邪，活血化瘀。药物以茵陈、栀子、大黄、柴胡、郁金、川楝子、当归、车前子、黄芪、党参、白花蛇舌草、半枝莲等组方。成药可服用大黄䗪虫丸、健脾益肾颗粒、扶正消症胶囊。针灸取大椎、至阳、阳陵泉、太冲（放血），用泻法。

➤饮食指导

可采用芦笋玉米须汤、茵陈蛋汤、牡蛎肉玉米须汤等退黄食疗验方。

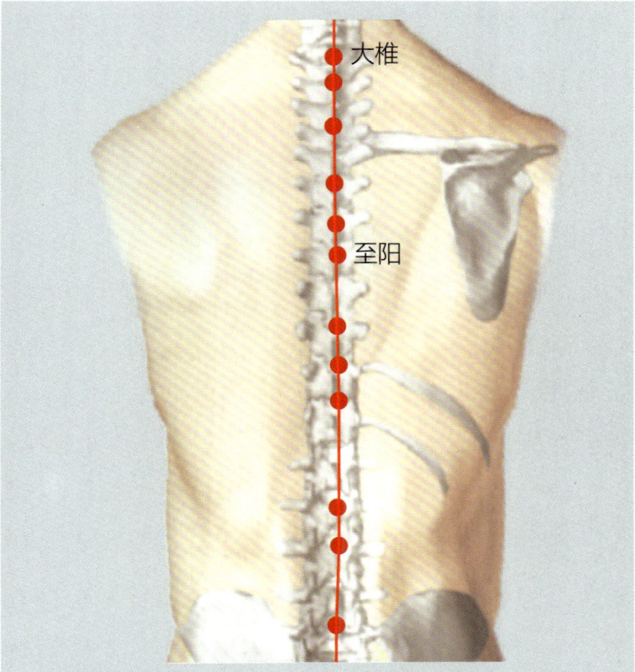

大椎： 在后正中线上，第7颈椎棘突下凹陷中。稍向上斜刺0.5～1.0寸。

至阳： 在背部，当后正中线上，第7胸椎棘突下凹陷中。稍向上斜刺0.5～1.0寸。

◎ 牡蛎肉玉米须汤

[原料] 鲜牡蛎肉 100 克，玉米须 150 克。

[制法] 先将玉米须洗净，切成小段，放入纱布袋中，扎紧袋口，备用。再将鲜牡蛎肉洗净，用快刀斜剖成片，与玉米须药袋同放入砂锅，加清水适量，快火煮沸，然后改用小火煨煮。待牡蛎肉熟烂后，取出药袋，滤尽药汁，加葱花、姜末、精盐、味精各少许，拌匀，再煨煮至沸即成。此汤分两次服食，有清热退黄之功效。

霉变食物特别是霉变的花生、玉米等粮食应禁食，因为变质的粮食中含有强致癌物质黄曲霉素。少吃或避免过硬食物及多渣食物，应以软食为主，以防止因食管静脉曲张而引起的出血。忌饮酒及辛辣刺激性食物；肝功能不好的患者，特别是有肝昏迷先兆的患者，要严格限制蛋白质摄入；有腹水的患者要限制盐的摄入量。

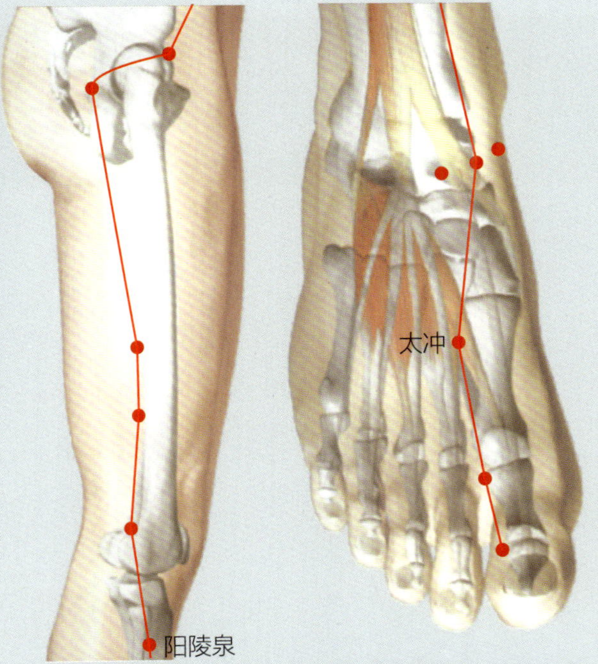

阳陵泉： 在小腿外侧，当腓骨头前下方凹陷处。直刺1.0～2.0寸。

太　冲： 在足背部，当第1跖骨间隙的后方（近端）凹陷处。直刺0.5～0.8寸。

舌象 33

舌黯红，苔黄——痤疮

舌象解读

舌色黯红，舌中间分布黄苔，舌尖及边缘有散在瘀点。

这种舌象多为肺胃有热，而成黄色舌苔，肝气郁结，肝气不舒形成舌边缘及舌尖瘀点。

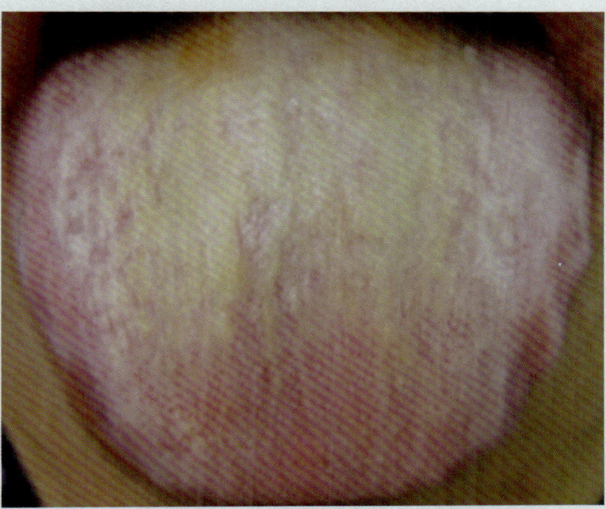

➤专家提示

不要挤、捏痤疮丘疹，以免引起感染发炎，遗留瘢痕。在医生的指导下耐心治疗，不要乱用皮质激素类药物，保持乐观情绪。选择适合自己的化妆品，不宜使用油质及修饰性化妆品。

采集过程

此舌象采自2009年6月就诊的一位面部痤疮患者。

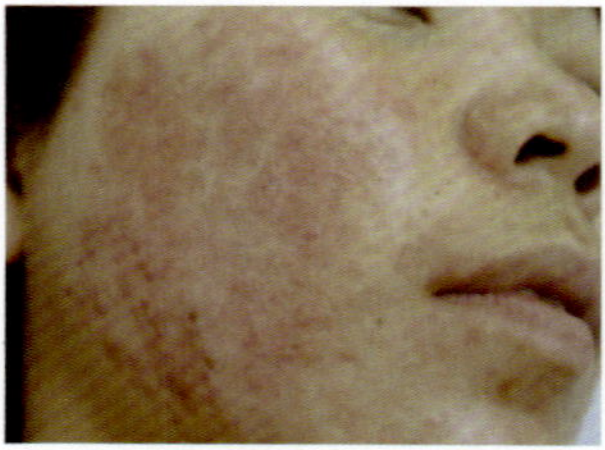

患者面部痤疮呈散在分布，局部皮肤油脂分泌较多，痤疮周围色红紫暗，蚕豆大结节重叠，熟透时可破溃出脓，或排出白色豆腐渣样分泌物，较轻者硬结如绿豆大、米粒大，继发感染时底盘硬、痛，硬结周围皮肤波动，皮肤呈黑紫色。

全身症状伴口臭、心烦、睡眠质量差、便秘，小便黄等。

治疗建议

治宜清泄肺胃，解毒散结，疏肝清热。

药物以石膏、知母、金银花、赤芍、生地黄、

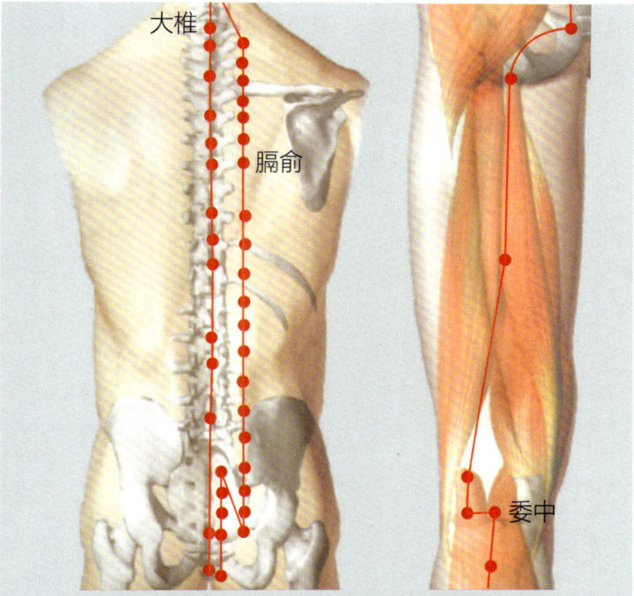

大椎：在后正中线上，第7颈椎棘突下凹陷中。稍向上斜刺0.5～1.0寸。

膈俞：在背部，当第7胸椎棘突下，旁开1.5寸。在背部，当第7胸椎棘突下，旁开1.5寸。

委中：在腘横纹中点，当股二头肌腱与半腱肌肌腱的中间。直刺1.0～1.5寸，或点刺出血。

白鲜皮、白花蛇舌草、蒲公英、紫花地丁、桃仁、黄芪等为主组方。

针灸取大椎、膈俞、委中、列缺、照海、足三里、内庭等穴位，适当可以选局部痤疮点刺拔罐放血。

➤ 饮食指导

面部皮肤早晚用温热水洗净，不抹药，不化妆，不吸烟，不饮酒，少食辛辣刺激及油腻食物，多食蔬菜水果，多饮水，保持大便通畅。

◎ 山楂桃仁粥

[原料] 山楂、桃仁各 9 克，荷叶半张，粳米 60 克。

[制法] 先将前 3 味煮汤，去渣后入粳米煮成粥。

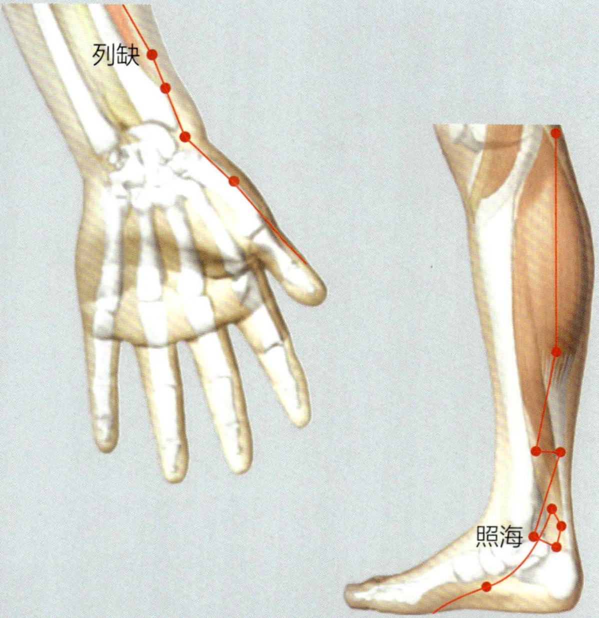

列缺：在前臂桡侧缘，桡骨茎突上方，腕横纹上1.5寸，当肱桡肌与拇长展肌腱之间。向肘或腕部斜刺0.5～0.8寸。

照海：在足内侧，内踝尖下方凹陷处。直刺0.5～1.0寸。

每日1剂，连用30日。

◎ 枸杞消炎粥

[原料] 枸杞子30克，白鸽肉、粳米各100克，细盐、味精、香油各适量。

[制法] 洗净白鸽肉，剁成肉泥。洗净枸杞子和粳米，放入砂锅中，加鸽肉泥及适量水，文火煨粥，粥成时加入细盐、味精、香油，拌匀。每日1剂，分2次食用，5～8剂为1个疗程。

[功效] 具有托毒排邪、养阴润肤、消痈退肿功效。

论舌名言

肾足少阴之脉，起于小指之下……入肺中，循喉咙，挟舌本。

——《灵枢·经脉》

足太阳之筋，起于足小指……其支者，别入结于舌本。

——《灵枢·经筋》

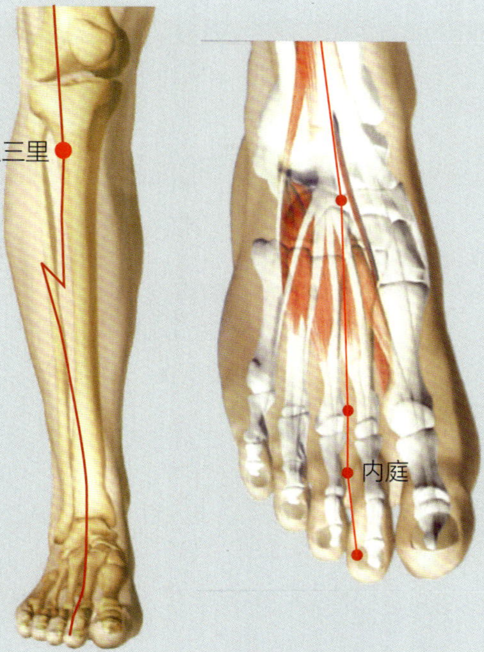

足三里： 屈膝，当犊鼻下3寸，距胫骨前缘一横指（中指）。直刺1.0~2.5寸。

内　庭： 在足背，当第2、3趾间，趾蹼缘后方赤白肉际处。直刺0.3~0.5寸。

舌象 34

舌红，苔黄腻——石淋

舌象解读

舌质红，舌中间对称分布黄色腻苔，舌体稍胖大。

这种舌象多由湿热蕴结，日久化热所致。

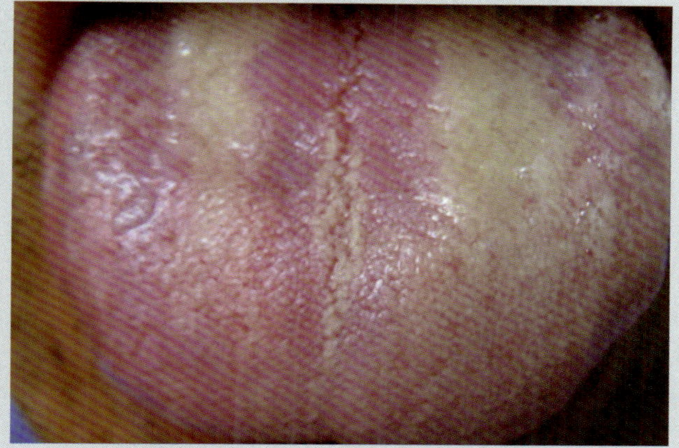

➤专家提示

对于直径＜0.6厘米的结石，可先采用保守疗法，一般直径＜0.4厘米的光滑结石，多能自行排出。平时应多饮水，保持每日尿量在2000毫升以上。上尿路结石的复发率高，因而预防或延迟结石复发十分重要。解除同时存在的尿路梗阻、感染、异物等因素，对预防结石的复发具有十分重要的意义。

➤采集过程

此舌象采自2009年7月就诊的一位石淋(右侧输尿管结石）患者。患者经西医抗炎治疗疼痛缓解，B超显示：右侧输尿管结石。同时伴尿中带血，小便艰涩，排尿突然中断，尿道刺痛窘迫，少腹拘急，发热，患者痛苦面容。

➤治疗建议

治疗宜清热利湿，通淋排石。主要用石韦、冬葵子、瞿麦、滑石、车前子、金钱草、海金沙、黄芩、大黄、小蓟、白茅根、延胡索等组方。针灸取肾俞、膀胱俞、关元、委中、然谷、石门等穴，针用泻法。

➤饮食指导

重视膳食纤维摄入，研究表明膳食纤维的摄入与尿结石发病率呈负相关，增加膳食纤维

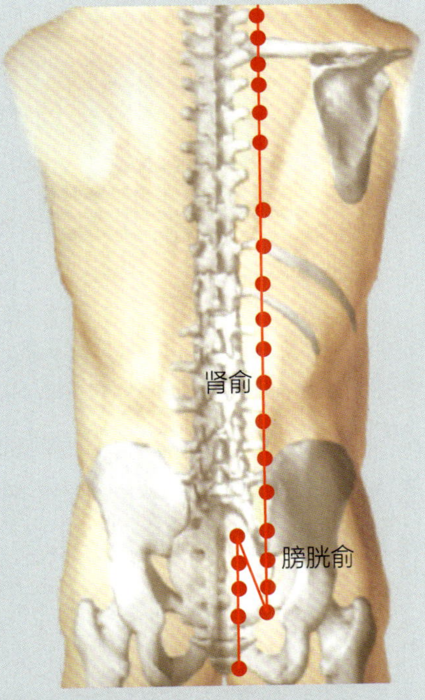

肾　俞： 在腰部，当第2腰椎棘突下，旁开1.5寸。直刺0.8～1.5寸。

膀胱俞： 在骶部，当骶正中嵴旁1.5寸，平第2骶后孔。直刺0.8～1.5寸。

的摄入可使尿中的草酸钙和尿酸减少。谷类、薯类及新鲜蔬菜中富含纤维素，做到粗细搭配，多吃新鲜蔬菜可起到增加膳食纤维的有益作用。晚餐早吃可大大降低尿路结石病的发病率。因此，宜食清淡类蔬菜和多吃荸荠、西瓜、冬瓜、梨、鲜藕、鸡内金等食品。另外，还应注意以下几点。

（1）限制含草酸量大食物摄入：尿中的草酸多数来源于机体代谢，少数是来源于食物，但仍要注意减少肠道对草酸的吸收，要尽量避免食用含草酸丰富的食物如竹笋、菠菜、毛豆、甜菜、西红柿、土豆、龙须菜、苹果、可可、巧克力、咖啡等。

（2）控制动物蛋白质食物的摄入：动物蛋白质的摄入过多能够增加草酸和钙由尿排泄，减少枸橼酸盐的排泄，降低尿 pH 而增加尿结石形成概率。

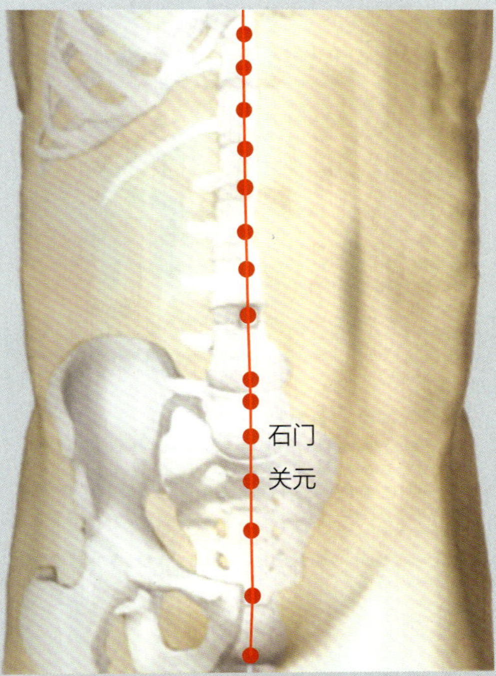

石门：在下腹部，前正中线上，当脐中下2寸。直刺0.5～1.5寸。

关元：在下腹部，前正中线上，当脐中下3寸。直刺0.5～1.5寸。

所以在膳食中要注意控制动物蛋白质的过多摄入，应少吃草莓、橘子等。

(3) 避免吃高盐食物：高盐食物可促使尿钙增加，同时减少枸橼酸盐的排泄，由此增加尿结石发病率，故在日常膳食中烹调时要少放盐，要少吃咸菜、腊肉和煎炸食品，以保持饮食清淡。同时注意多喝水，以预防尿结石的发生与复发。

◎ 荸荠三金粥

[原料] 荸荠150克，鸡内金20克，金钱草30克，海金沙15克，粳米100克。

[制法] 先加水煎金钱草、海金沙，过滤取汁，备用。荸荠捣烂挤汁，鸡内金研末。荸荠汁，鸡内金粉和粳米加水适量煮粥，等半熟时加入药汁，煮至米烂粥稠，代早餐服食。

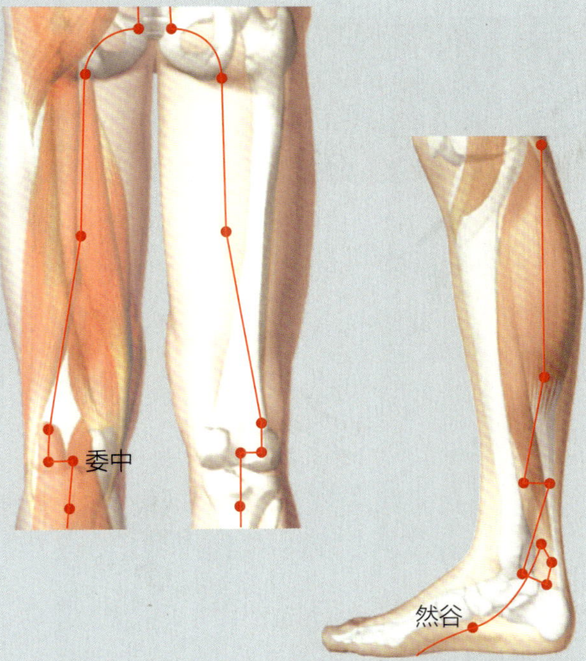

委中：在腘横纹中点，当股二头肌腱与半腱肌肌腱的中间。直刺1.0～1.5寸，或点刺出血。
然谷：在足内侧缘，足舟骨粗隆下方，赤白肉际处。直刺0.5～1.0寸。

舌象 35

舌红苔厚腻，舌中少苔——肌萎缩性侧索硬化症

➤ 舌象解读

舌质红，舌苔厚黄腻，舌中少苔。

这种舌象提示痰热内阻，经脉失畅。

舌质红说明体有内热，黄腻苔提示痰湿重且渐有化热趋势；患者或可同时伴有头部昏蒙、周身疼痛之感。

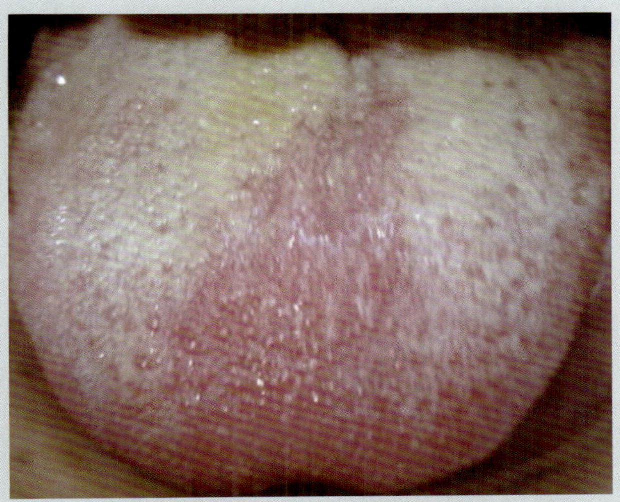

➤专家提示

患者应尽量保持乐观愉快的情绪。以免长期悲伤、紧张等情绪变化，可使大脑皮质兴奋和抑制过程的平衡失调，使肌萎缩加重和发展。注意劳逸结合，但忌强行功能锻炼。严防感冒和胃肠炎。

➤ 采集过程

此舌象采自2009年12月就诊的一名58岁女性肌萎缩性侧索硬化症患者。患者四肢无力、运动障碍、语言困难、呼吸欠畅1年。就诊时症状依然，渐至吞咽困难。

➤ 治疗建议

此病西医尚无有效治疗方法，而中医治疗多根据其舌脉象和患者体质辨证施治。患者除有上述舌象外，就诊时还伴有舌体颤动；脉沉兼滑数。因此中药以清热、化痰、息风药为主：法半夏、天麻、天南星、制厚朴、浙贝母、橘红等可配合使用；中成药可选用全天麻胶囊等。针灸治疗以手足阳明经穴、督脉穴、背俞穴为主治疗，隔日1次，并辅以穴位注射疗法，其药如：维生素B_{12}、维生素B_2、红花注射液、当归注射液等。

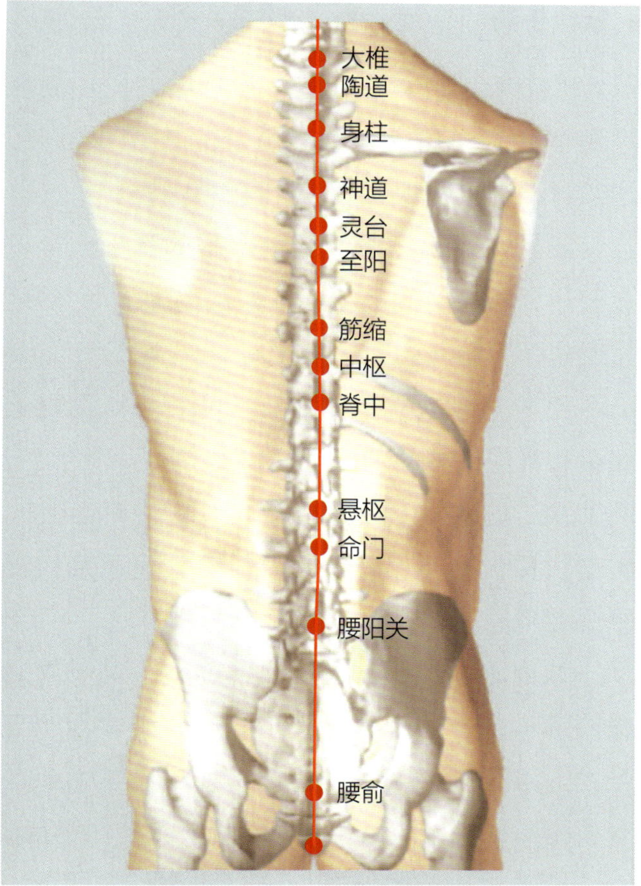
大椎
陶道
身柱
神道
灵台
至阳
筋缩
中枢
脊中
悬枢
命门
腰阳关
腰俞

➤饮食指导

肌萎缩性侧索硬化症等肌肉萎缩的疾病在中医学称为痿证。其饮食调护重在增加营养，增强体质，且食物易消化吸收。

因此在一日三餐、膳食合理的基础上，可多服用补益脾肾的药膳粥，如八宝粥、海参粥、龙眼肉粥、山药粥等。

平时需多补充蛋白质及新鲜蔬果以促进骨骼肌和神经细胞的功能修复，如奶制品、豆制品、菠菜、白菜、萝卜、西红柿等。水果宜多食山楂、大枣、橘柑之类。有饮酒习惯者，可适量饮用果酒和啤酒等。

饮食不可偏嗜，避免暴饮暴食，对于周期性麻痹、全身性瘫痪患者来说，高糖饮食尤当禁忌。对一些吞咽困难的患者，应避免饱食多餐和流质饮食，以免引起患者呛咳和消化不良。

五、瘀血质

瘀血质是指体内有血液运行不畅的潜在倾向或瘀血内阻的病理基础，并表现出一系列外在征象的体质状态。主要表现为皮肤较粗糙，眼睛里的红丝很多，牙龈易出血。女性易出现月经异常。

饮食宜忌

宜食行气活血的食物。

不宜多食寒凉、温燥、油腻、收涩之食物。如冰冻饮料，肥肉，油煎、油炸食物，柿子，番石榴等。

论舌名言

手少阳之筋，起于小指次指之端……当曲颊入系舌本。

——《灵枢·经筋》

上焦出于胃上口……上至舌，下注足阳明。

——《灵枢·营卫生会》

舌象 36

暗红裂纹舌，黄腻苔——痰瘀伤阴

舌象解读

舌质暗红，在接近舌两侧的部位有两条明显的瘀斑，且舌中央有一条明显的裂纹，舌苔黄腻，以中后部为重，这种舌象即为暗红裂纹舌、黄腻苔。

这种舌象多见于痰浊阻滞日久，经脉失畅，瘀血内停，日久伤及阴液的患者。由于痰浊致病以中下焦为主，所以患者的病理表现应当以中下焦为主，同时，由于影响了气化，伤及了阴液，所以常常会伴有口渴及小便不利等全身症状。

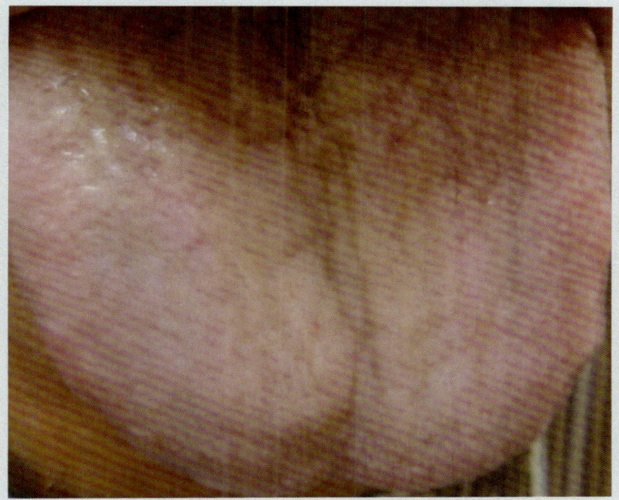

➤专家提示

此类患者应避免长期站或坐，应常将脚抬高；每日穿弹力袜运动1小时左右；保持体重，不要超重；尽量避免提重物（10千克以上）；戒烟；常活动下肢，避免使腿处于僵直状态；不要用超过40℃的热水洗澡或者泡脚。

➤采集过程

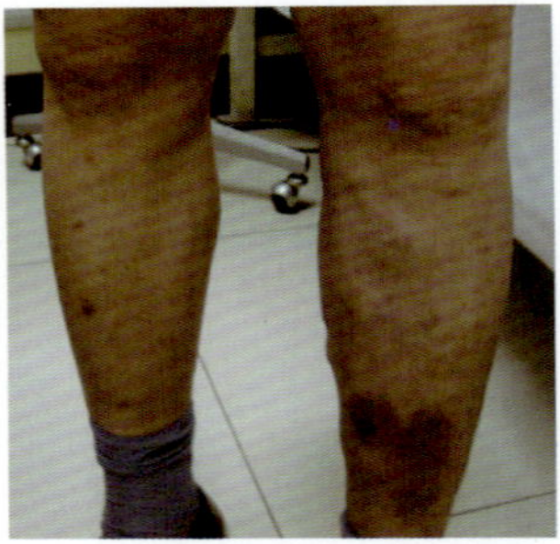

此舌象采自2009年7月就诊的一位下肢静脉曲张的男性患者。该患者左下肢严重的静脉曲张多年，局部疼痛、发硬、皮肤变黑。查体见：左侧小腿静脉如蚯蚓状伏行，数处发硬，微疼痛，皮肤发暗、发黑、发痒，行走尚可；脉沉弦滑。患者年轻时喜好肥甘厚腻，且饮酒量大，缺乏运动，出现诸多痰湿症状，痰湿日久而致瘀，慢慢引起下肢静脉曲张的一系列症状，以及上述这种舌象。

➤治疗建议

患者的主要问题是痰浊阻滞，应当化痰去湿，同时兼以活血逐瘀。药物上主要以竹茹、枳实、半夏、橘红、胆南星等化痰药为主，适当配合红花、桃仁、当归、赤芍等活血养血药。药物主要解决化痰的问题，而逐瘀主要通过针灸中的放血疗法，在明显的络脉点刺，放出瘀滞的血液，就能达到祛瘀通络的效果。

➤饮食指导

这类患者在饮食上总体来说，主要有以下几个方面：不要摄入过多脂肪，所以油炸食品、肥肉等尽量少吃；低糖、低盐饮食；高纤维饮食，像芹菜、笋、菠菜等蔬菜应当多吃；充足的液体，最好是补充矿泉水，而不是各种饮料。

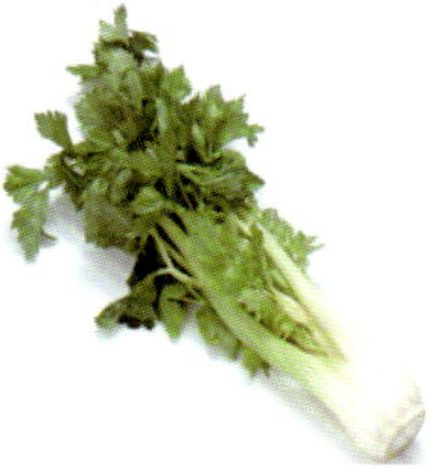

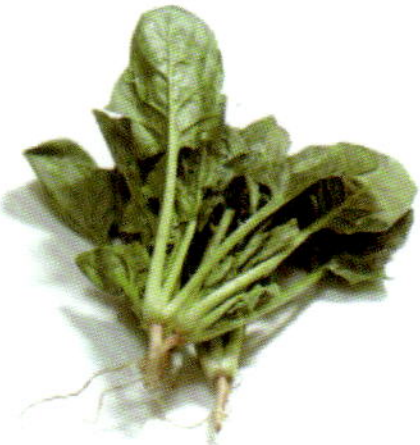

舌象 37

紫暗苍白舌——瘀毒内结

舌象解读

舌色紫黯伴有瘀斑，苔白苍老，舌面干燥少津，此类舌象称紫暗苍白舌。

这种舌象多属瘀毒内结，所以表现为舌质紫黯，舌苔干燥，为热毒瘀结日久，灼伤津液所致。

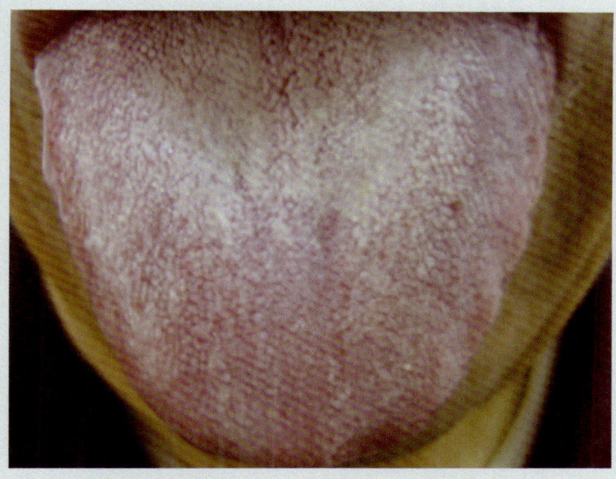

专家提示

胰腺癌患者可适当锻炼身体，提高人体正气，平衡阴阳，调和气血，疏通经络。另外应注意心理、饮食、生活习惯等方面的护理与调摄，首先加强心理护理，增强患者战胜病痛的勇气；并对黄疸造成的皮肤瘙痒加强护理，减少抓伤及继发感染。

采集过程

此舌象采自2009年5月就诊的一位胰腺癌晚期患者，就诊时患者正好刚刚结束化疗，因毒副作用大，所以采取中医中药康复治疗。

来诊时伴上腹部积块，疼痛固定不移，恶心呕吐，身目俱黄，身体极度消瘦，小便黄，大便干。

治疗建议

治宜活血解毒，化瘀消癥，利湿退黄。药物以丹参、当归、赤白芍、延胡索、香附、五灵脂、三棱、莪术、薏苡仁、夏枯草、半枝莲、茵陈等组方。针灸取穴足三里、中脘、胃俞、脾俞、胆俞、阳陵泉。

饮食指导

胰腺癌患者宜常服猕猴桃，黄药子酒和薏苡仁粥，有解毒抗癌作用。

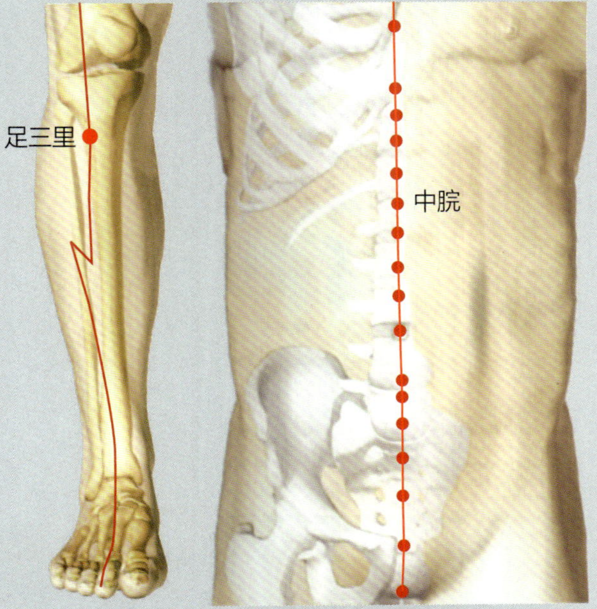

足三里：屈膝，当犊鼻下3寸，距胫骨前缘一横指（中指）。直刺1.0~2.5寸。

中　脘：在上腹部，前正中线上，当脐中上4寸。直刺0.8~1.2寸。

对于患者的黄疸可以常吃茴香花生，有利于退黄。

目前患者化疗后可以多吃补气补血的食物，如菠菜、杏仁、荸荠、龟、木耳、香菇、燕窝、银杏等。

如果患者食欲不佳，纳差者，可以吃些山楂以健胃消食。

除常规的癌症患者饮食外，要避免高蛋白、高脂肪食物摄入，特别是动物脂肪，以免加重胰腺的负担。

论舌名言

十二经脉，三百六十五络，其血气皆上于面而走空窍……其浊气出于胃，走唇舌而为味。

——《灵枢·邪气脏腑病形》

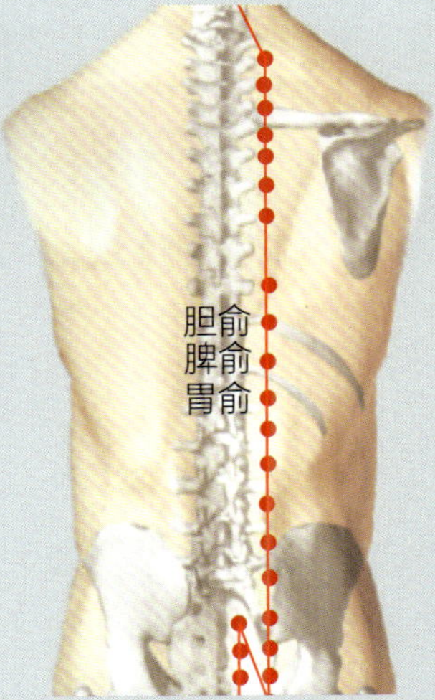

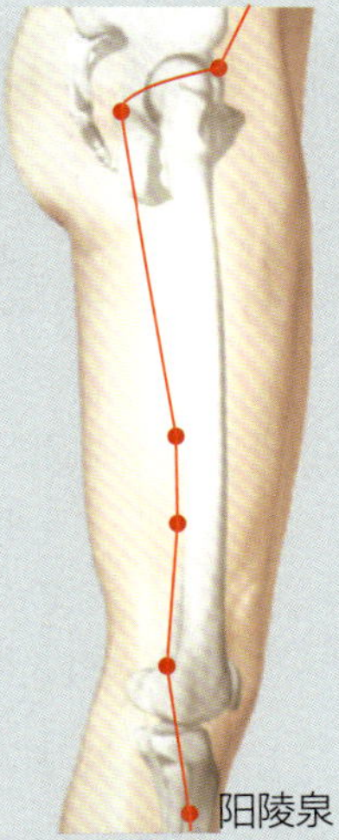

胆　俞： 在背部，当第10胸椎棘突下，旁开1.5寸。向内斜刺0.5～1.0寸。

脾　俞： 在背部，当第11胸椎棘突下，旁开1.5寸。向内斜刺0.5～1.0寸。

胃　俞： 在背部，当第12胸椎棘突下，旁开1.5寸。向内斜刺0.5～1.0寸。

阳陵泉： 在小腿外侧，当腓骨头前下方凹陷处。直刺1.0～2.0寸。

舌象 38

青紫，瘀斑舌——瘀血

舌象解读

舌色紫暗，舌苔薄白，舌两侧有紫红条状斑块，舌尖有紫色点状分布，舌中间有薄白苔，这种舌象属于瘀血阻络，气血郁滞。

临床患者多有胁肋疼痛，如锥如刺，面色萎黄而黯，倦怠乏力，脘腹胀满，甚至脘腹胀大，皮色苍黄，食欲不振等。

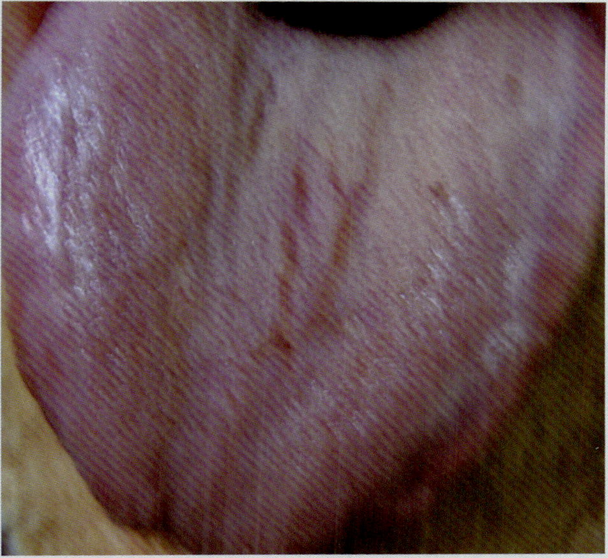

专家建议

肝癌发展速度很快，多为乙肝和肝硬化等疾病发展而来，所以平时注意预防乙肝，及早治疗。平时应调畅情志，避免急躁生气，少饮酒。

➤ 采集过程

此舌象采自 2008 年 12 月就诊的一名 62 岁的男性肝肿瘤患者。平时喜饮酒，性格内向，有乙肝和肝硬化病史，出此类舌象多由肝气不疏，日久形成血瘀所致。

➤ 治疗建议

鉴于这种情况，治疗应疏肝理气，活血化瘀为主。

药物以半枝莲、仙鹤草、三七、白芍等为主药。

成药有血府逐瘀丸、加味西黄丸、鳖甲煎丸等。

针灸可取肝俞、内关、外关、足三里等，亦可穴位注射。

➤ 饮食指导

可常服口蘑炖鸡、黄芪白肉、石斛生地饮、

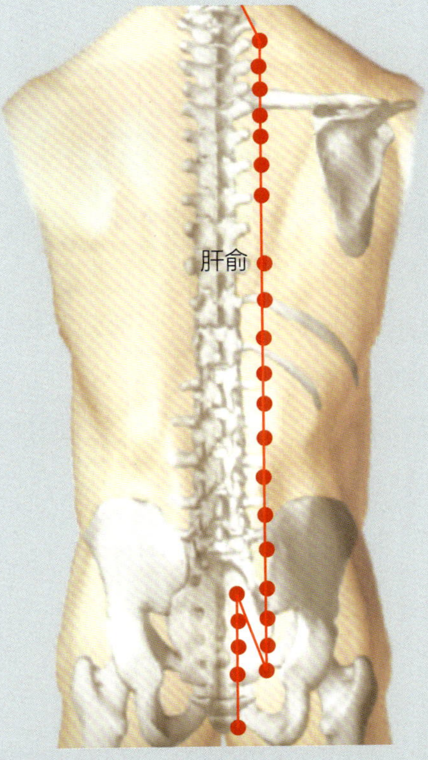

肝俞：在背部，当第9胸椎棘突下，旁开1.5寸。向内斜刺0.5～1.0寸。

黄芪山药饭、当归黄花瘦肉汤、荠菜鲤鱼汤等。

病人如有腹水可常服赤小豆鲤鱼汤、茴香花生饮等。

平时可食新鲜蔬菜水果，蔬菜如芦笋、木耳、银耳、海带、洋葱（炒熟）、蘑菇、香菇、菜花、西红柿、黄瓜等。

治疗期间应忌烟、酒，辛辣刺激性、油煎、烧烤等食物。

少吃动物内脏，控制油的输入量，少吃豆制品，减轻肝脏负担。

论舌名言

阳明病，脉浮而大……若下之，则胃中空虚……心中懊侬，舌上胎者，栀子豉汤主之。

——《伤寒·阳明病226条》

东汉张仲景首创『舌胎』，主张在辨证论治时重视舌苔的变化。

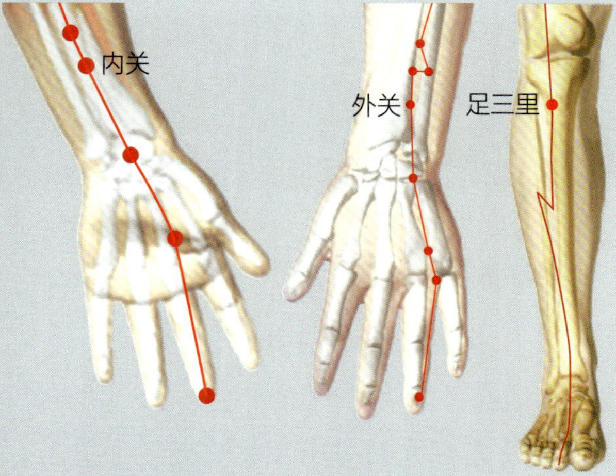

内　关：在前臂掌侧，当曲泽与大陵连线上，腕横纹上2寸，掌长肌腱与桡侧腕屈肌腱之间。直刺0.5～1.0寸，透刺外关。

外　关：在前臂背侧，当阳池与肘尖的连线上，腕背横纹上2寸，尺骨与桡骨之间。直刺0.5～1.0寸。

足三里：屈膝，当犊鼻下3寸，距胫骨前缘一横指（中指）。直刺1.0～2.5寸。

舌象 39

紫黯舌——胸痛心血瘀阻

舌象解读

舌色紫黯，舌苔薄白，舌体适中，舌边及舌尖有瘀斑和散在瘀点。

这种舌象多由心血瘀阻，血脉凝滞，致舌色紫黯；脉络不通、心失所养而舌出现瘀斑、瘀点。

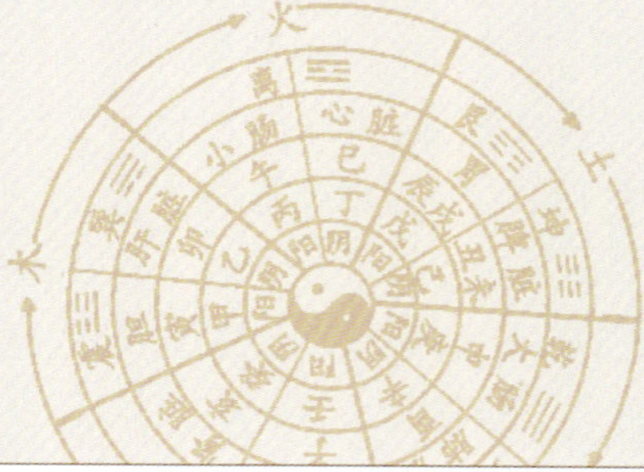

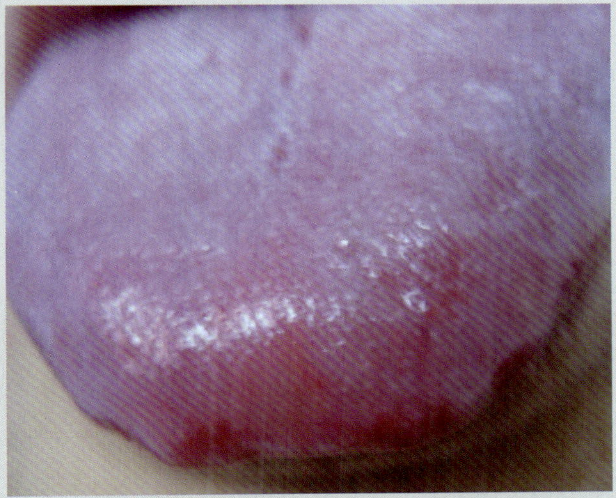

➤专家提示

胸痛患者要注意休息，防止疲劳；调节情绪，保持乐观，转移注意力以减轻疼痛。疼痛剧烈时可以调整体位、进行局部热湿敷、冷湿敷，或者服用止痛药物。平时要坚持治疗。锻炼应适度，注意保暖，避风寒。

➤ 采集过程

此舌象采自 2009 年 7 月就诊的一位胸痛患者。

患者有冠心病、心绞痛病史，就诊时伴胸痛、固定不移、夜间尤甚、时有心悸等。

➤ 治疗建议

治疗宜活血化瘀、通络止痛。主要用生地黄，赤芍、枳壳、牛膝、柴胡、当归、川芎、桃仁、桔梗、红花、甘草等组方。成药宜用丹参片等治疗。

针灸取膻中、膈俞、巨阙、阴郄、心俞、内关等穴，针用泻法。

➤ 饮食指导

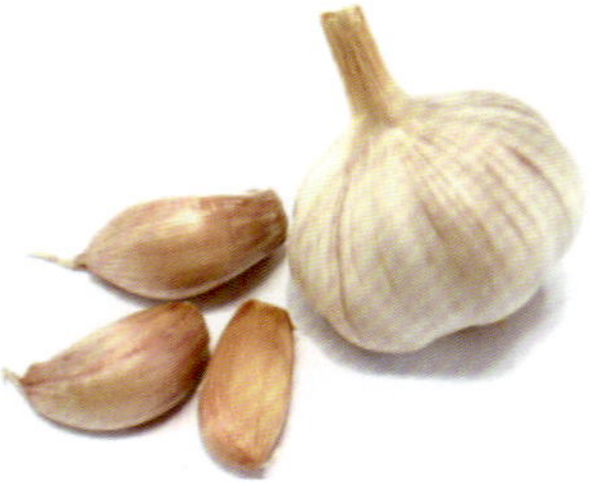

宜多食辛温宣化、通气活血之品，如葱、蒜、香菜、杏仁霜、红萝

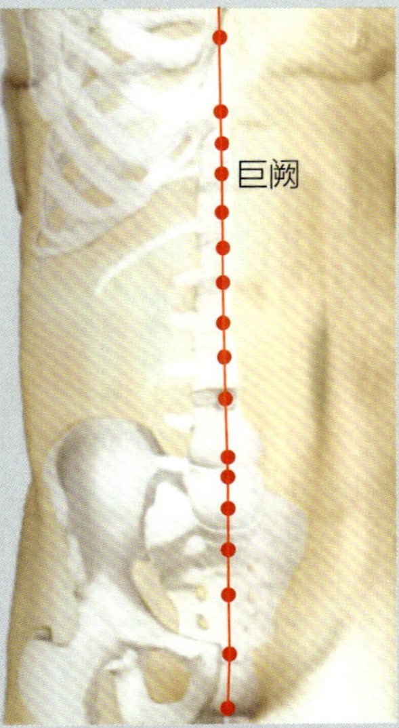

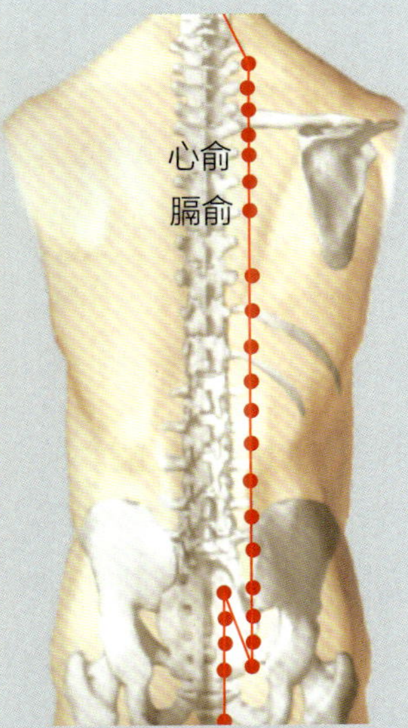

巨阙： 在上腹部，前正中线上，当脐中上6寸。向下斜刺0.8~1.2寸。

心俞： 向内斜刺0.5~1.0寸。在背部，当第5胸椎棘突下，旁开1.5寸。向内斜刺0.5~1.0寸。

膈俞： 在背部，当第7胸椎棘突下，旁开1.5寸。向内斜刺0.5~1.0寸。

卜、大枣、韭菜等。

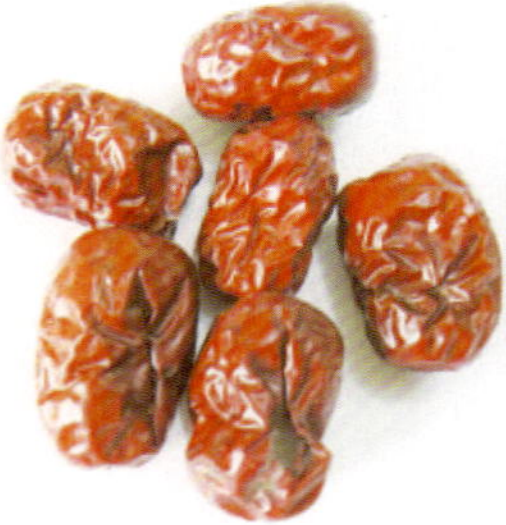

同时还可以多食具有降血压、降血脂的食物，如小麦粉、玉米粉、芹菜、山楂、椰子、菊花、桑椹、莲子等。

忌肥腻类食物，如肥肉；忌寒凉性的食物，如海鲜等；忌不易消化的食物。

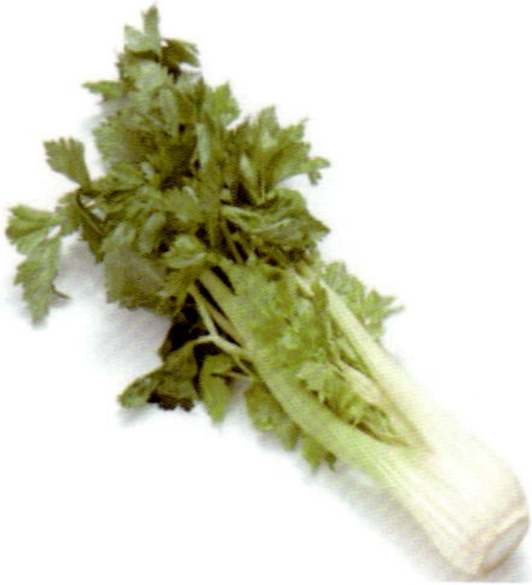

◎ 薤白粥

薤白 12 克（鲜品 50 克）掰开洗净，葱白 2 根，粳米 100 克同煮粥，加调味料趁热食用。本方具有理气宽胸、通阳散结的功效。

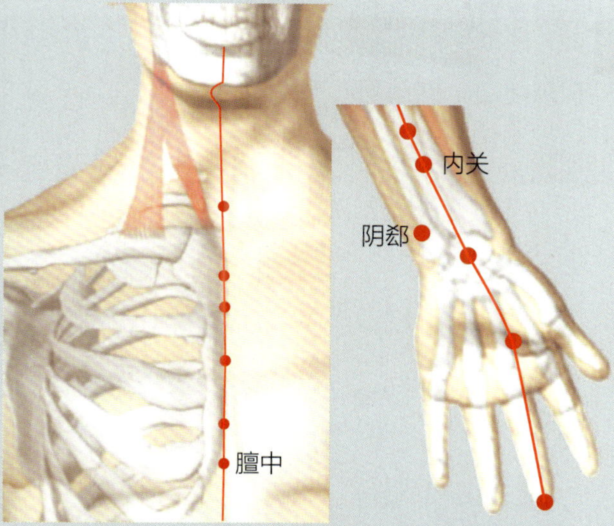

膻中： 在胸部，当前正中线上，平第4肋间，两乳头连线的中点。平刺0.5～1.0寸。

阴郄： 在前臂掌侧，当尺侧腕屈肌腱的桡侧缘，腕横纹上的0.5寸。直刺0.3～0.5寸。

内关： 在前臂掌侧，当曲泽与大陵连线上，腕横纹上2寸，掌长肌腱与桡侧腕屈肌腱之间。直刺0.5～1.0寸，透刺外关。

舌象 40

紫黯瘀斑舌——癥瘕积聚

舌象解读

舌色紫黯，舌体两侧有大块瘀斑，舌尖瘀点，舌苔稍黄。

这种舌象多由瘀血阻滞，内生癥瘕积聚所致。

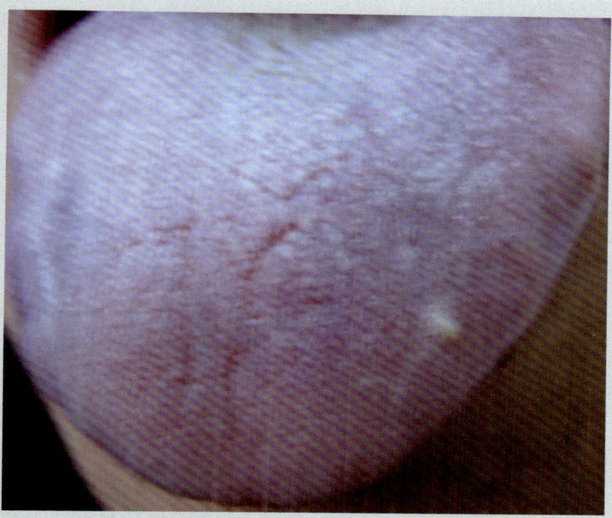

➤专家提示

食管癌患者应该注意心理、饮食、生活习惯等方面的护理与调摄，注重调畅情志，增强信心，克服悲观、紧张、恐惧等不良情绪，保持乐观向上的心态，有利于疾病的治疗和抗病能力的增强。

采集过程

此舌象采自2009年7月就诊的一位食管癌患者。

患者食不得入而复吐出，甚至水饮难下，或吐出物如赤豆汁，消瘦，乏力，肌肤甲错，面色晦暗，大便坚如羊屎等。

治疗建议

治宜破血化瘀，滋阴养血。药物以桃仁、红花、当归、生熟地黄、焦槟榔、升麻、乳香、没药、丹参、赤芍、三七粉、三棱、莪术、海藻、昆布、全瓜蒌、浙贝母、玄参、沙参、麦冬、白芍等组方；针灸取穴多为巨阙、上脘、中脘、足三里、内关、风门等，宜用泻法。

饮食指导

平时应忌食生冷、粗硬和过热食物，忌吃辛辣刺激性强的食物，严禁饮烈性酒、浓茶、

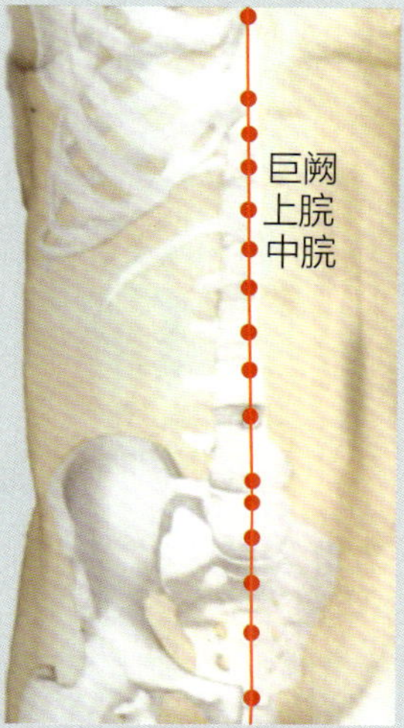

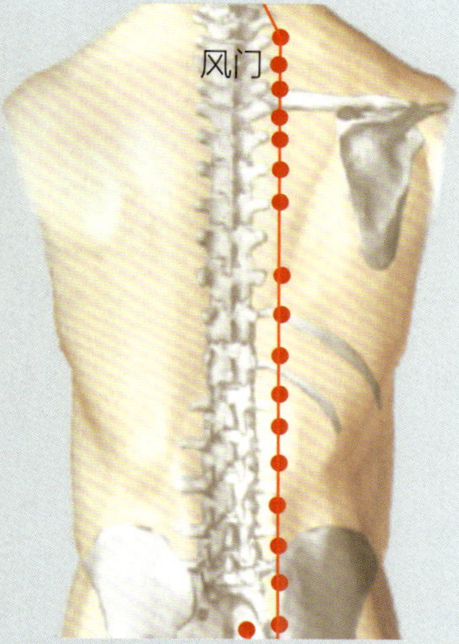

巨阙： 在上腹部，前正中线上，当脐中上6寸。向下斜刺0.8～1.2寸。

上脘： 在上腹部，前正中线上，当脐中上5寸。直刺0.8～1.2寸。

中脘： 在上腹部，前正中线上，当脐中上4寸。直刺0.8～1.2寸。

风门： 在背部，当第2胸椎棘突下，旁开1.5寸。向内斜刺0.5～1.0寸。

高浓度饮料等刺激性食物，避免过油及过于粗糙的食物等。

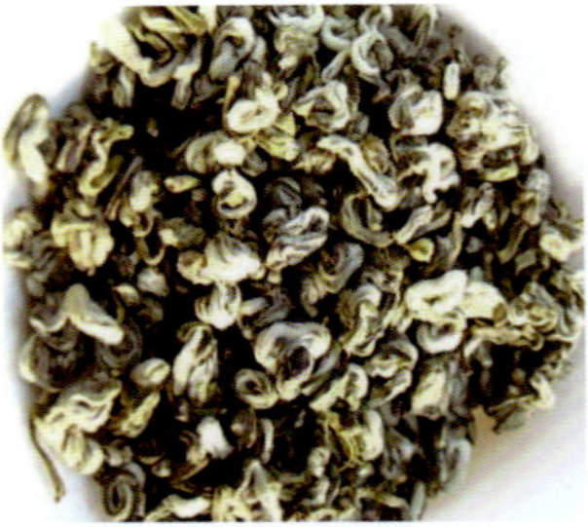

◎ 猴菇芥菜汤

鲜猴头菇 300 克，芥菜 100 克，猪油 2 勺，鲜汤（鸡、猪肉汤均可）250 克，葱 2 根，淀粉、盐、味精、鸡油各适量，焖烧。

本方主要用于食管癌梗阻者。

◎ 鱼鳔酥

黄鱼鳔 100 克。

将黄鱼鳔洗净，沥干，用香油炸至酥脆，取出，压成粉末，待凉，装瓶备用。

每次 5 克，每日 3 次，温水送服。

本方祛风活血、解毒抗癌，常用于食管癌的治疗。

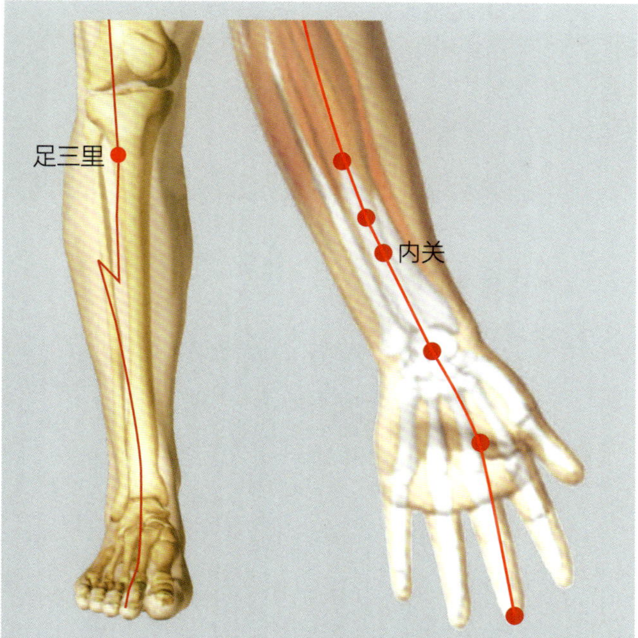

足三里：屈膝，当犊鼻下3寸，距胫骨前缘一横指（中指）。直刺1.0~2.5寸。

内　关：在前臂掌侧，当曲泽与大陵连线上，腕横纹上2寸，掌长肌腱与桡侧腕屈肌腱之间。直刺0.5~1.0寸，透刺外关。

舌象 41

紫暗白腻舌——痰瘀互结

舌象解读

舌色黯，舌面上分布两条竖向白腻苔，称紫黯白腻舌。

这种舌象多由痰湿凝结，瘀血内停所致。

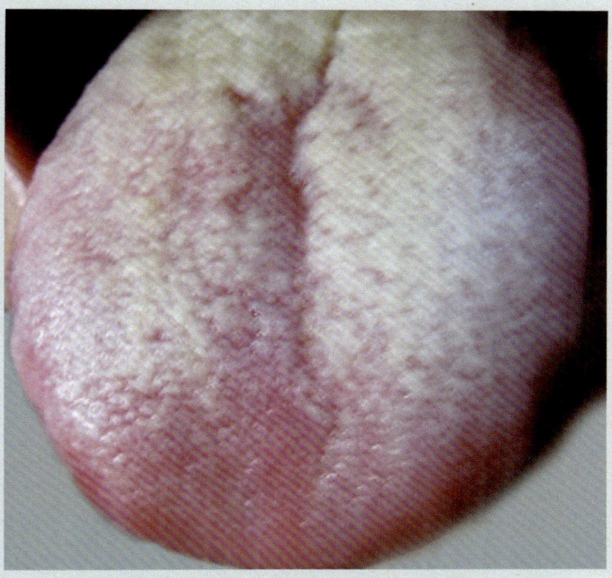

➤专家提示

对于癌症患者最重要的是要保持心情舒畅，减轻焦虑情绪，树立抗癌的信心。饮食上注意调护，另外还要注意定期复查，防止肿瘤的复发。

➤采集过程

此舌象采自 2009 年 6 月就诊的一位胃癌患者，术后复发皮下转移，胃癌发生皮下转移的患者临床上比较少见。

患者整体身体状况还好，但发生转移的皮下肿瘤疼痛明显，伴打嗝，腹胀便溏，面白，口唇紫黯等。

➤治疗建议

治宜健脾燥湿，化痰散结，活血行气，祛瘀止痛。

药物以苍术、厚朴、陈皮、茯苓、白术、半夏、薏苡仁、砂仁、白花蛇舌草、木香、香附、延胡索等组方；成药可配合外用止痛膏药缓解皮下肿瘤疼痛。

针灸取穴多为脾俞、胃俞、膈俞、足三里、中脘等，扶正固本。

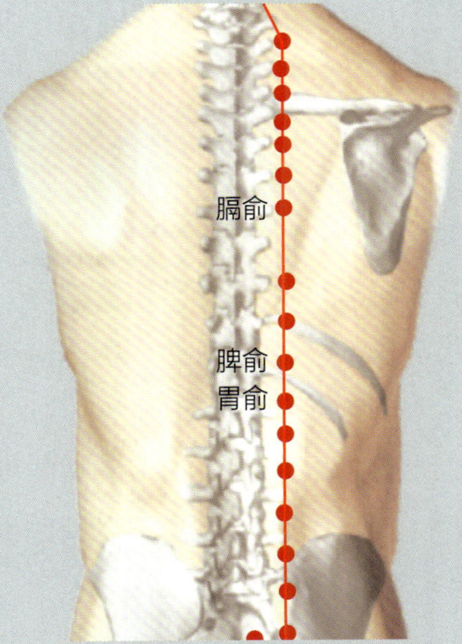

膈俞： 在背部，当第7胸椎棘突下，旁开1.5寸。向内斜刺0.5～1.0寸。

脾俞： 在背部，当第11胸椎棘突下，旁开1.5寸。向内斜刺0.5～1.0寸。

胃俞： 在背部，当第12胸椎棘突下，旁开1.5寸。向内斜刺0.5～1.0寸。

饮食指导

针对患者目前情况可以多吃些木耳、银耳、海带等化痰散结；蘑菇、香菇、菜花有抗癌的作用。平时可用山药、薏苡仁、扁豆、黑米、大枣、莲子、核桃等熬粥。

由于患者术后胃的生理功能减弱，要特别注意饮食禁忌。平时应忌食生冷、粗硬和过热食物，忌吃辛辣刺激性强的调味品，如胡椒、芥末等，严禁饮烈性酒、浓茶、高浓度饮料等刺激性食物，避免过油及过于粗糙的食物，如炸鸡、油条等油炸食物。

论舌名言

风府，一名舌本，在项上入发际一寸……禁不可灸，灸之令人喑，刺入四分，留三呼。

——皇甫谧《针灸甲乙经》

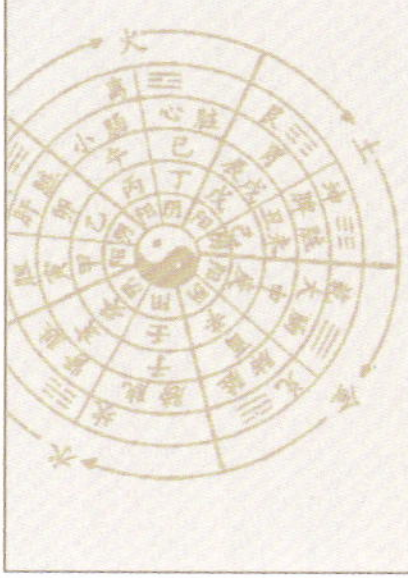

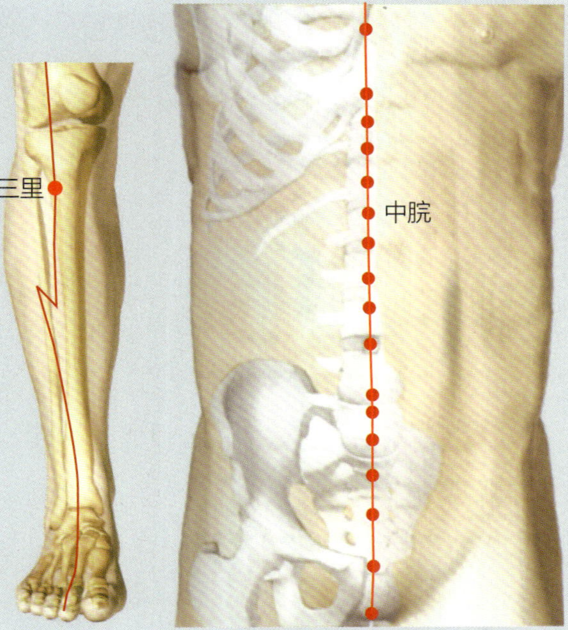

足三里： 屈膝，当犊鼻下3寸，距胫骨前缘一横指（中指）。直刺1.0～2.5寸。

中　脘： 在上腹部，前正中线上，当脐中上4寸。直刺0.8～1.2寸。

舌象 42

紫黯舌——不孕瘀阻胞宫

舌象解读

舌质紫黯，舌苔薄白，舌边有瘀点。

这种舌象多由瘀血阻络，冲任失调所致。

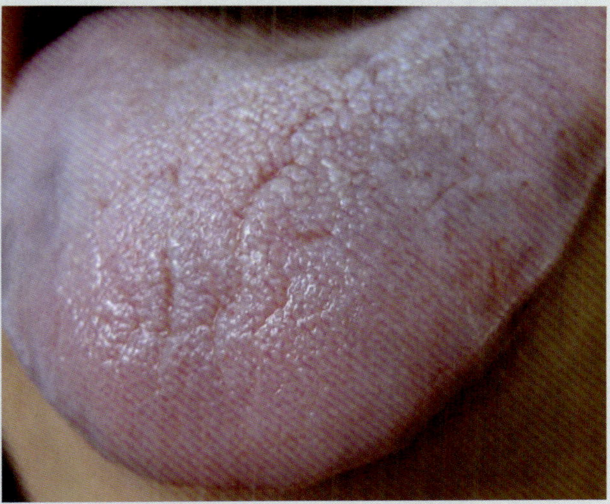

专家提示

对于不孕的患者一定要夫妻双方保持心情愉快，精神放松，如果经常是紧张、焦虑的心态的话，就会严重影响月经的正常规律和下丘脑－垂体－性腺轴的功能，从而导致不孕的发生。

➤ 采集过程

此舌象采自 2009 年 7 月就诊的一位不孕患者。

患者结婚 1 年余未采取避孕措施，未能怀孕。

平日时常感觉下腹部刺痛，或胀痛，月经失调，经行不畅。

➤ 治疗建议

治疗宜活血化瘀，调理冲任。主要用灵脂、当归、川芎、桃仁、牡丹皮、赤芍、延胡索、甘草、香附、红花、枳壳、三棱、莪术、夏枯草等组方。

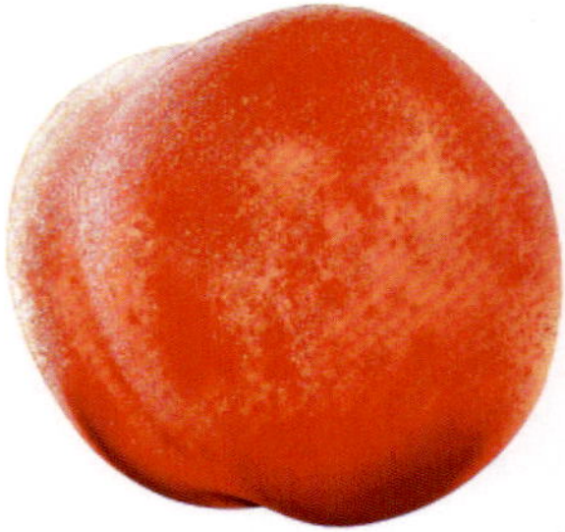

针灸取肝俞、血海、中极、气冲、地机等，针宜泻法。

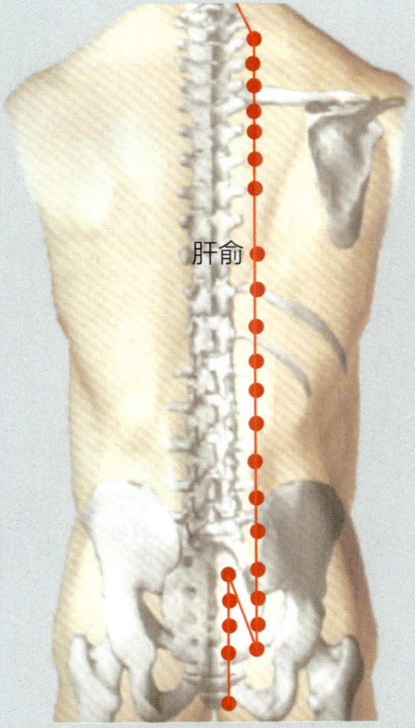

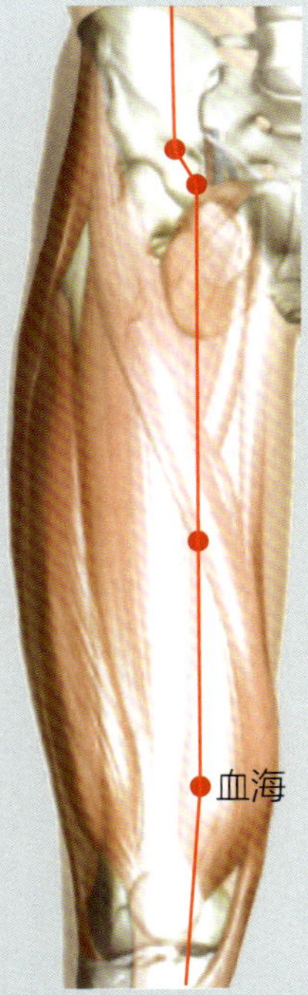

肝俞： 在背部，当第9胸椎棘突下，旁开1.5寸。向内斜刺0.5～1.0寸。

血海： 屈膝，在大腿内侧，髌底内侧端上2寸，当股四头肌内侧头的隆起处。直刺1.0～1.5寸。

➤饮食指导

注意调整自身气血，吃一些活血的食物，醋可多吃，肉类煲汤亦可以多吃。适宜食用黑豆、绿豆等。

可以常吃猪心、牛肉、羊肉、鱼、海参等。蔬菜宜选择茄子、空心菜、莲藕、洋葱、蘑菇、山慈菇、香菇、猴头菇、木耳、海带、金针菇、油菜等。

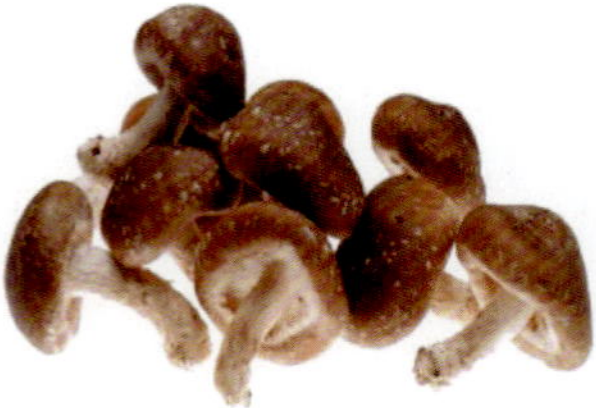

水果应选择菠萝、山楂、菱角、桃等。

其他可适当应用桃仁、红糖、醋、红酒、黄酒、葡萄酒、白酒等。

忌烟酒，忌滥用辛辣动火助阳之品，忌高脂肪膳食，忌过食生冷、寒滑的食物。

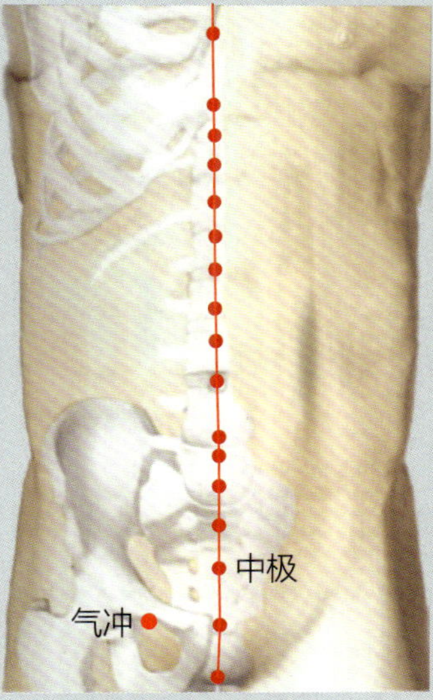

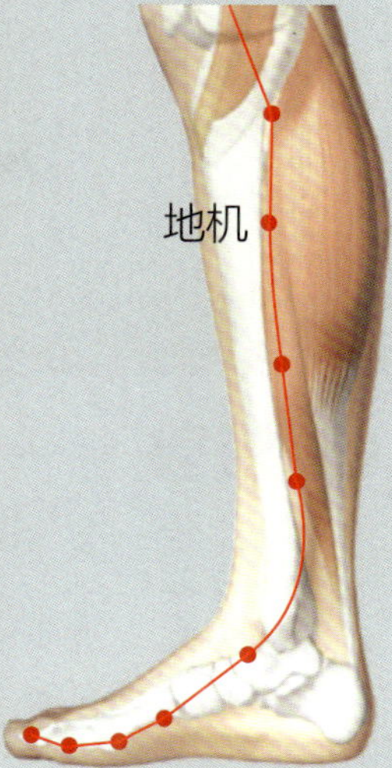

气冲： 在腹股沟稍上方，当脐下5寸，距前正中线2寸。直刺0.5~1.0寸；孕妇禁针禁灸。

中极： 在下腹部，前正中线上，当脐中下4寸。直刺0.5~1.2寸。

地机： 在小腿内侧，当内踝尖与阴陵泉的连线上，阴陵泉下3寸。直刺0.5~0.8寸。

六、气郁质

由于长期情志不畅、气机郁滞而形成的体质状态。主要表现为体形偏瘦，常感到闷闷不乐、情绪低沉，常有胸闷，经常无缘无故地叹气，易失眠。

饮食宜忌

宜食行气解郁作用的食物，如小麦、黄花菜、山楂、海带、萝卜、葱、蒜、玫瑰花、陈皮、柑橘、洋葱、丝瓜等。可少量饮酒。

应少食收敛酸涩之物，如乌梅、石榴、青梅、杨梅、酸枣、柠檬等，以免阻滞气机。亦不可多食冰冻食物，如雪糕、冰淇淋、冰冻饮料等。

论舌名言

身面发黄，舌下大脉起青黑色，舌噤不能语，名为噤黄也。

——隋代巢元方《诸病源候论·卷十二　噤黄候》

《诸病源候论》最早记载了诊舌下二脉（舌下静脉，中医称为金津和玉液）。成无己在《伤寒明理论》的《舌上胎》中，首先指出了人的正常舌象：『舌者心之官，法应南方火，本红而泽』，这是正常舌色的最早记载。

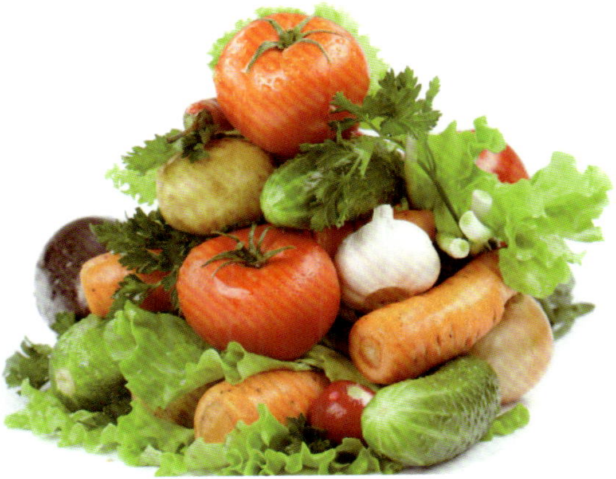

舌象 43

暗淡舌，薄腻苔——肝郁脾虚

➤ 舌象解读

舌质淡，且颜色偏暗，舌体胖大，除了舌尖外，舌面上满布一层薄薄的腻苔，这种舌就称为暗淡舌，薄腻苔。

这种舌象多由忧思伤脾，肝郁气机不畅，脾虚水化不利所致。

患者多会出现乏力，精神不济，心情烦躁，以及头部昏蒙等全身症状。

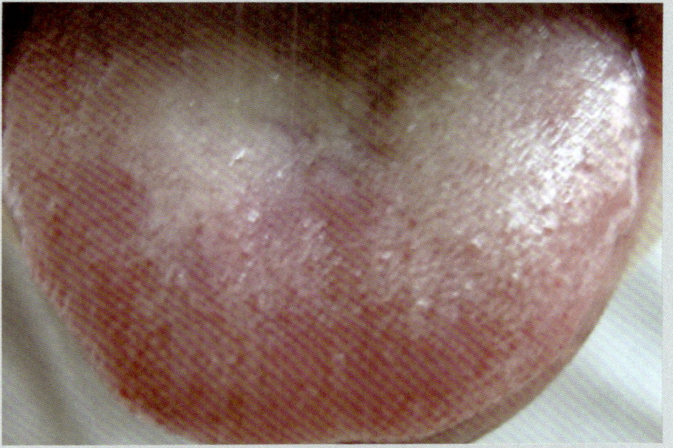

➤专家提示

调节情志是第一位的，就家人而言，要给患者创造一个轻松的环境，帮助其缓解压力；而就患者自身而言，要学会对周围的事情尽量少在乎或者不在乎；适当的户外运动不仅可以帮助舒调肝气，而且可以起到健脾益气的作用；此外，这种患者尤其要注意头部、腹部及腰骶部的保暖。

➤ 采集过程

此舌象采自于2009年7月就诊的一名闭经患者。

此患者因工作压力偏大，于8个月前月经开始减少，至半年前完全闭经，西医检查显示：泌乳素升高，脑部垂体微腺瘤。

平素乳房稍胀，晨起为重，余未见异常。

➤ 治疗建议

治疗宜疏肝理气，健脾利湿。药物常用柴胡、木香、砂仁、薏苡仁、白扁豆、泽泻、茯苓等。

尤其值得注意的是，在应用这些药物的同时，应当适当加用养血柔肝的药物，如白芍等。

针灸调整气机的作用比较明显，可以针刺膻中、期门、太冲等，同时也可以加用健脾利湿的阴陵泉、太白等。

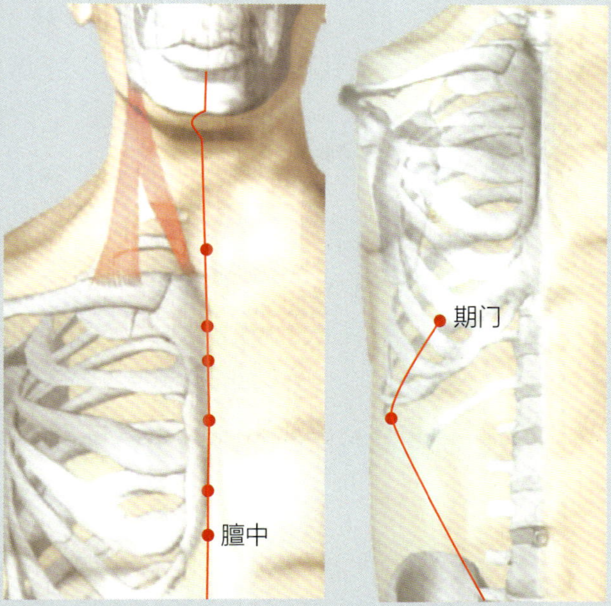

膻中： 在胸部，当前正中线上，平第4肋间，两乳头连线的中点。平刺0.5～1.0寸。

期门： 在侧腹部，当第11肋游离端下方。斜刺0.5～0.8寸。

饮食指导

这一类型的患者由于肝气郁结为原发病因，所以可以适当多吃一些有利于行气的食物，像萝卜、花椒、葱、姜等，尤其应当多吃绿色蔬菜，可以帮助舒肝气；而脾气虚弱则应当多吃五谷杂粮，其中重点推荐的就是薏苡仁和白扁豆，它们既是中药，又是食物，性质平和，可以长期食用而不必顾虑有什么副作用。这种患者应当少吃生冷、油腻、黏滞的食物，尤其注意不要吃甜食。

论舌名言

舌强不能言，病在脏腑。
——《备急千金要方》。

《备急千金要方》首次明确提出了舌与脏腑相应，察舌可以知脏腑寒热，并依此立法处方加以治疗。第十四卷舌论更是舌诊历史上首篇关于舌的专论。

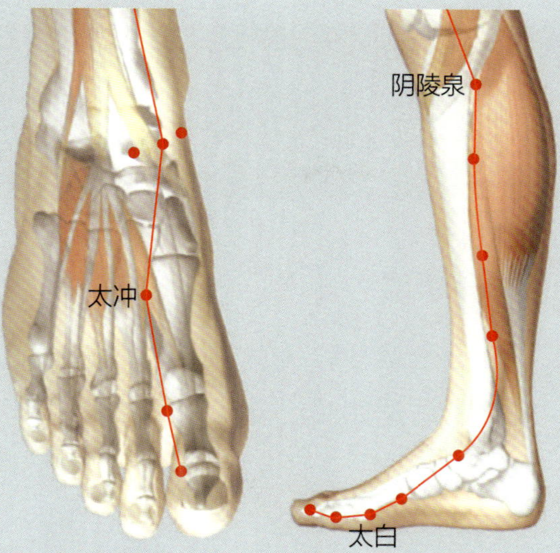

太　冲： 在足背部，当第1跖骨间隙的后方（近端）凹陷处。直刺0.5~0.8寸。

阴陵泉： 在小腿内侧，当胫骨内侧髁后下方凹陷处。直刺0.5~0.8寸。

太　白： 在足内侧缘，当足大趾本节（第1跖趾关节）后下方赤白肉际凹陷处。直刺0.3~0.5寸。

舌象 44

暗淡胖大舌——气滞血瘀

舌象解读

舌色暗淡，舌体胖大，两边有隐隐约约的齿痕，而舌苔薄白，基本属于正常舌苔，这种舌象就称为暗淡胖大舌，多见于气滞日久，瘀而不化的患者。临床上，这类患者多有长期的精神不舒史，同时伴有善太息、脘腹胀满、咽部异物感等症状，女性尤为严重，而且常伴有乳房胀痛、乳腺增生、子宫肌瘤等一些妇科常见症状或病症。

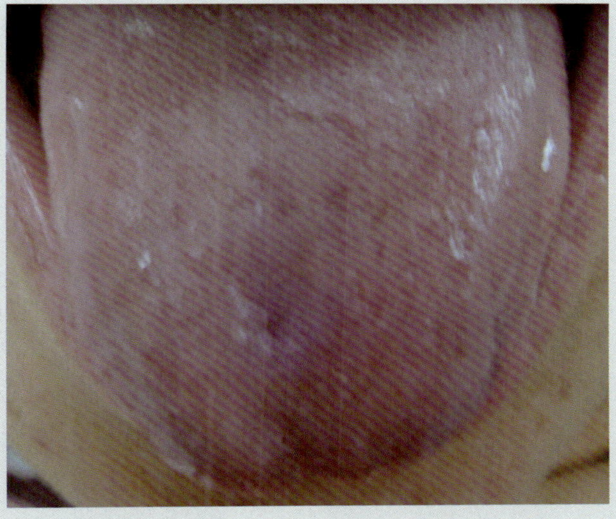

➤专家建议

重中之重是放松心情，化解压力；其次应当规范作息，使日常生活有规律可循；尽量避免淋雨、涉水、喝凉的饮料等，注意保暖；适当的户外运动十分必要；可以适当配合推拿、足底及芳香疗法等。

➤ 采集过程

此舌象采自2009年7月就诊的一名失眠患者。

患者数年前因父亲重病，压力过大而开始失眠，迄今用过各种治疗方法，均未见明显效果。

现仍失眠严重，每天睡眠4小时左右，且入睡困难，时有急躁，记忆力明显减退，月经量少，周期久延。

此病起于肝郁气滞，气机不利日久，血液运行乏力，血行渐缓，终而致瘀，气滞血瘀，阻滞经脉；心脉不畅，心神失养则导致失眠，而舌为心之苗，舌象就是最好的体现。

➤ 治疗建议

治疗应当以行气活血为原则，药物常用的是柴胡、白蒺藜、桃仁、红花等，另外还应适当加用养血活血药，像鸡血藤、丹参等。

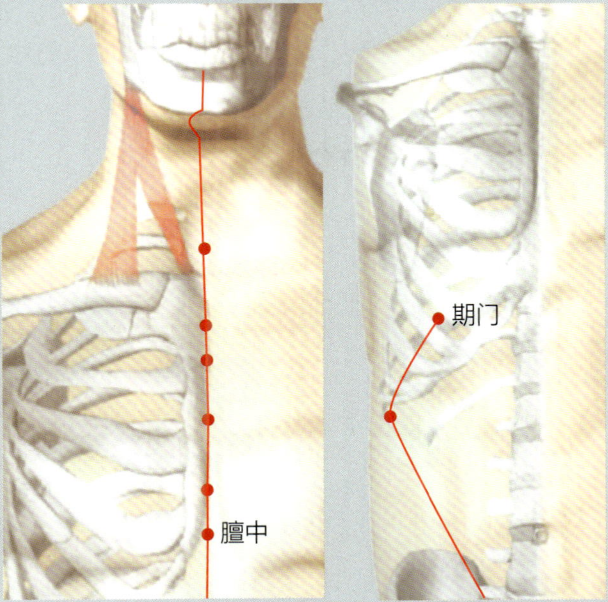

膻中：在胸部，当前正中线上，平第4肋间，两乳头连线的中点。平刺0.5～1.0寸。

期门：在侧腹部，当第11肋游离端下方。斜刺0.5～0.8寸。

常用的中成药是加味逍遥丸和血府逐瘀丸，且二者应当联合服用。针灸则重用行气的膻中、期门、太冲及活血的血海、三阴交等穴。

➤ 饮食指导

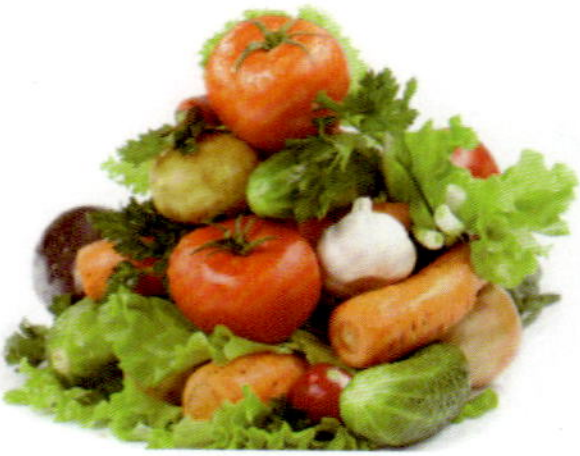

可以多吃一些可以缓解压力的食物，像香蕉、卷心菜、土豆、虾、巧克力、火腿、玉米、西红柿等；此外，气血得温则行，所以可以多吃些热性食物，像大葱、豆类、南瓜、大蒜、生姜、栗子、橘子等；调味品中的胡椒、辣椒等也有这种作用。因此，生冷、油腻的食物就应少吃。

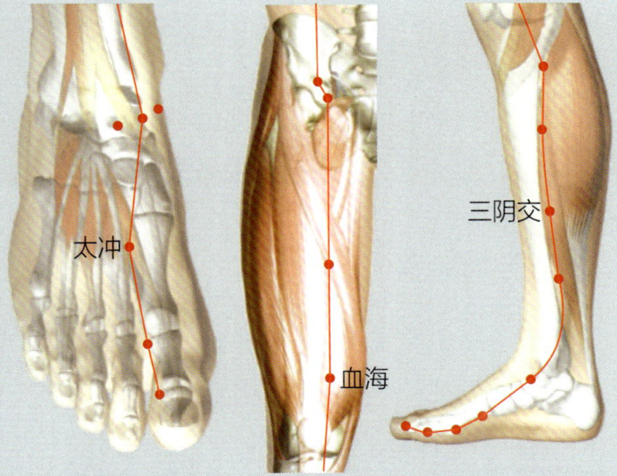

太　冲： 在足背部，当第1跖骨间隙的后方（近端）凹陷处。直刺0.5～0.8寸。

血　海： 屈膝，在大腿内侧，髌底内侧端上2寸，当股四头肌内侧头的隆起处。直刺1.0～1.5寸。

三阴交： 在小腿内侧，当内踝尖上3寸，胫骨内侧缘后方。直刺0.5～1.0寸，可透刺悬钟，亦可向下斜刺。

舌象 45

暗淡舌，水腻苔——气郁痰湿

➤舌象解读

舌色暗淡，舌体胖大，舌上满布一层腻苔，中后部稍厚，且舌苔水滑，这种舌象即为暗胖舌、水腻苔。

这种舌象多见于气滞水停，痰湿阻络的患者，患者除了主诉症状外，还会出现精神不济、四肢困重、纳食不佳、大便溏薄等一系列症状。

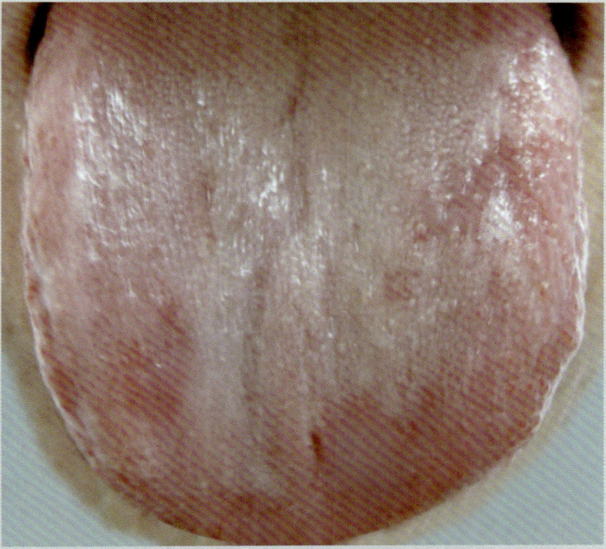

➤专家建议

多进行体育锻炼有助于这类患者身体的恢复；注意保持心情舒畅，以利于气机的运行；多接触温暖的环境，尽量避免湿冷的环境。

➤采集过程

此舌象采自于2009年7月就的一名40岁男性脑瘤患者。

患者3个月前出现视物障碍，经检查发现心脑血栓。

在此之前5～6个月曾发现肝肿瘤。

经外院检查，初步认定为囊肿性，但未明确肝肿瘤与脑瘤之间的关联性。

现右眼重影、弱视、散光、近视，两胁胀满，失眠，疲乏，纳食及心情尚可。

家族病史无特殊，五代亲属之内有脑瘤史。面色萎黄，脉弦滑。

患者气滞日久，影响了全身的气机运行，从而使水液代谢出现障碍，水液聚为痰湿，阻于脑窍，影响到右眼及全身，并出现此种舌象。

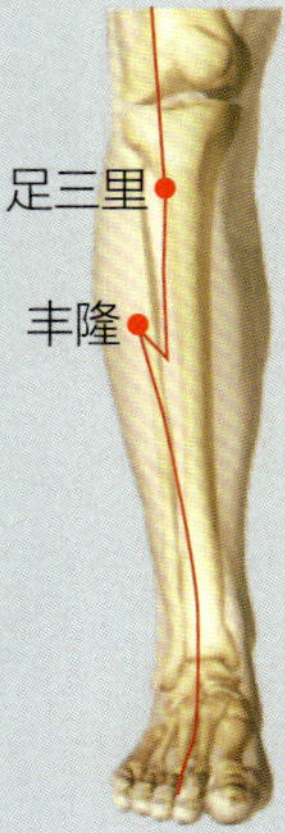

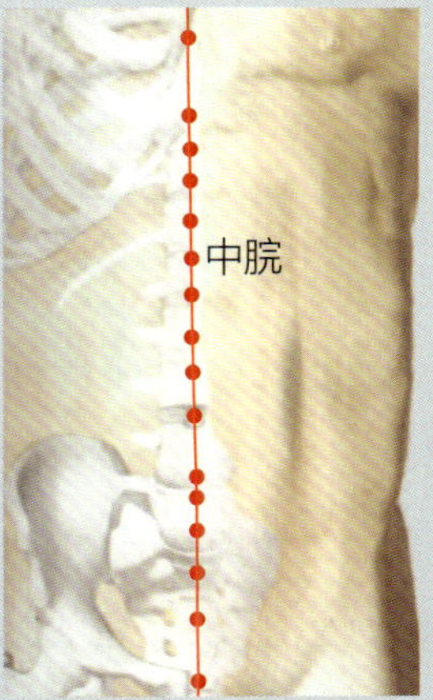

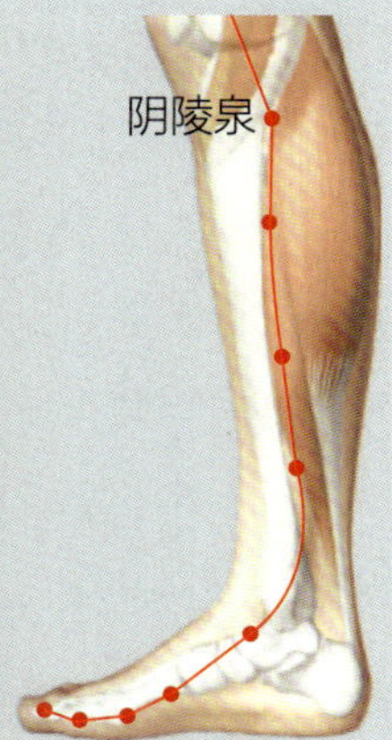

足三里： 屈膝，当犊鼻下3寸，距胫骨前缘一横指（中指）。直刺1.0~2.5寸。

丰　隆： 在小腿前外侧，当外踝尖上8寸，条口外侧，距胫骨前缘二横指（中指）。直刺1.0~1.5寸。

中　脘： 在上腹部，前正中线上，当脐中上4寸。直刺0.8~1.2寸。

阴陵泉： 在小腿内侧，当胫骨内侧髁后下方凹陷处。直刺0.5~0.8寸。

➤ 治疗建议

治疗以行气化痰，祛湿通络为主要原则，兼以健脾行气为辅。药物以半夏、橘皮、胆南星等化痰之品，柴胡、川芎等行气之品，白术、茯苓等健脾渗湿之品为主；如果病情较久，可以适当加用全蝎、蜈蚣等搜络之品。针灸以头针为主，同时配合使用中脘、足三里、丰隆、阴陵泉、期门、膻中等行气化痰祛湿的穴位。

➤ 饮食指导

这类患者的主要问题是气滞和痰湿，日常应当多食用萝卜、山楂等行气化瘀的食物，以及梨、萝卜、荸荠、杏仁、橘皮等祛痰湿的饮食；多吃温热的食物，以帮助行气和化痰湿。

生冷油腻的食物需要禁食，比较滋腻的食物，像银耳、山药、动物的皮脂等尽量少吃。

饮水量不要过大，尽量喝温开水。

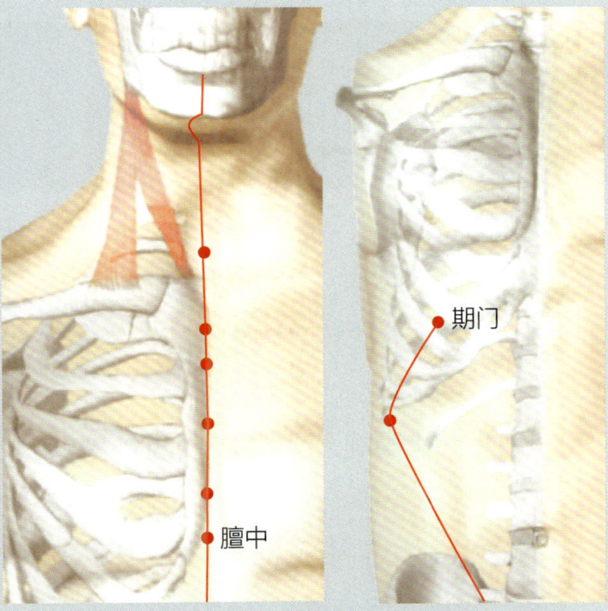

膻中：在胸部，当前正中线上，平第4肋间，两乳头连线的中点。平刺0.5~1.0寸。

期门：在侧腹部，当第11肋游离端下方。斜刺0.5~0.8寸。

舌象 46

暗胖舌，腻苔——气滞痰瘀

舌象解读

舌色暗淡，舌体胖大，略有齿痕，但不明显，舌中部有一层腻苔，这种舌象就是暗胖舌，腻苔。

这种舌象多见于肝气不疏，久而致郁，肝气横逆犯胃，影响中焦而引起痰浊的情况。

临床上，这类患者主要表现为肠胃不适、便溏或便秘、纳食不佳等中焦症状，偶尔会伴有易怒不安等情绪问题。

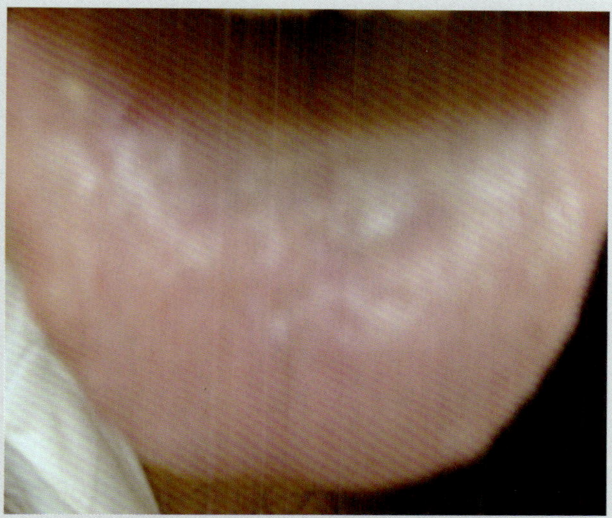

➤ 专家提示

对于这类患者来说，调整心情是第一位的；其次，要注意适当锻炼，多接触大自然和令人轻松愉快的事情；第三，注意饮食，多吃易消化食物，不要加重肠胃负担；第四，注意面部保暖。

采集过程

此舌象采自2009年7月就诊的一位女性患者。患者两颊不适半年余，张口无碍，伴有胃脘不适，矢气频作。查体见舌下静脉怒张，脉沉滑。

患者姐姐有抑郁症，长期接触使得患者情绪低落，心情压抑，气滞而引起血瘀，造成舌下静脉怒张；而肝木过盛，乘克中焦脾胃，沿阳明经出现两颊的不适，以及胃脘不适、矢气频作等木乘土的症状。舌象则为其佐证。

治疗建议

患者目前痰浊与血瘀同时存在且难分伯仲，所以治疗时应当行气、化痰、祛瘀同时兼顾。药物以半夏、厚朴、紫苏、桃仁、红花、赤芍、当归等为主，同时可以适当配合使用阳明经的引经药白芷，可以收到事半功倍的效果。针灸

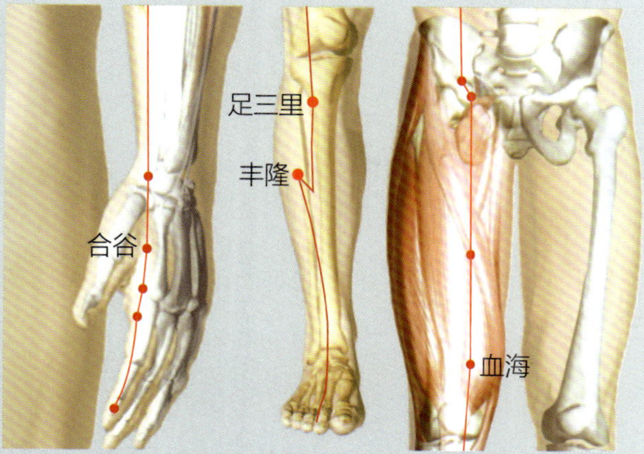

合　谷： 在手背，第1、2掌骨间，当第2掌骨桡侧中点处。直刺0.5~1.0寸，亦可指针掐合谷。

足三里： 屈膝，当犊鼻下3寸，距胫骨前缘一横指（中指）。直刺1.0~2.5寸。

丰　隆： 在小腿前外侧，当外踝尖上8寸，条口外侧，距胫骨前缘二横指（中指）。直刺1.0~1.5寸。

血　海： 屈膝，在大腿内侧，髌底内侧端上2寸，当股四头肌内侧头的隆起处。直刺1.0~1.5寸。

以合谷、四白、地仓、颊车、足三里、丰隆等阳明经穴为主，加用血海、膈俞等活血穴即可。

饮食指导

首先，气滞为本病的原因，所以可以适当多吃一些有利于行气的食物，像萝卜、花椒、葱、姜等，尤其应当多吃绿色蔬菜，可以帮助舒肝气；其次，针对痰湿，应当多吃像薏苡仁、山药、小米、绿豆、白扁豆一类的健脾利湿食物；最后，山楂对于血瘀有很好的辅助治疗作用。

论舌名言

《敖氏伤寒金镜录》是我国现存第一部舌诊专著，成书于1341年，共有彩色舌图36幅。

凡病俱见于舌……舌尖主心，舌中主脾胃，舌边主肝胆，舌根主肾。

——《医镜·论口舌证》

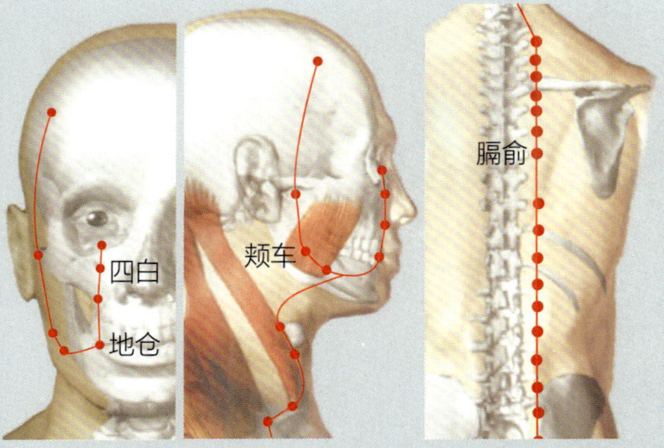

四白： 在面部，瞳孔直下，当眶下孔凹陷处。直刺0.2~0.5寸，注意避免损伤神经、血管。

地仓： 在面部，口角外侧，上直对瞳孔。直刺0.2~0.3寸，或向颊车平刺1.0~1.5寸。

颊车： 在面颊部，下颌角前上方约一横指（中指），当咀嚼时咬肌隆起、按之凹陷处。直刺0.3~0.5寸，或透刺地仓、大迎。

膈俞： 在背部，当第7胸椎棘突下，旁开1.5寸。在背部，当第7胸椎棘突下，旁开1.5寸。

舌象 47

紫暗舌，黏腻苔——肝郁风痰

舌象解读

舌质紫黯，且有瘀斑，舌上满布一层腻苔，且苔上有泡沫状黏液，这种舌象就是紫暗舌、黏腻苔。

这种舌象多见于风痰上扰，肝郁气滞的患者。

临床上，这类患者多表现为情绪压抑，难以宣泄；或者思虑过多，同时伴有四肢困重、行动缓慢、精神难以集中、肠胃不适、大便黏腻等全身表现。

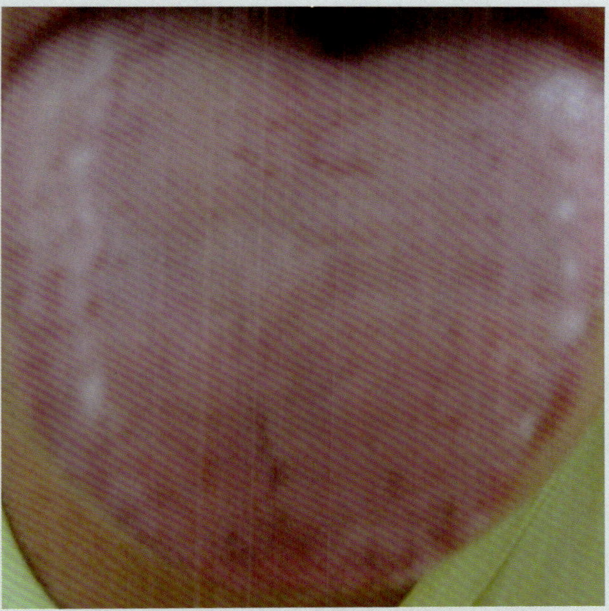

➤ 专家提示

注意保持充足的营养；每日摄入足量的水；保持大便通畅；避免情志上的刺激；尽量保持平和心态。

➤ 采集过程

此舌象采自于2009年7月就诊的一名女性抑郁症患者。

患者现自觉脑部发热，眼部热胀，耳闷，口干舌燥，自诉内火较大，屡经中西医治疗，未见明显效果。

进入空调房间或受风后则膝肿，胃部发凉，有黏液内泛，打呃，二便尚调，但大便欠爽，黏滞不畅。脉弦滑。

患者由于长期心情抑郁，导致气滞痰阻，痰阻日久而动风，且痰为阴邪，伤及人体阳气，患者逐渐出现怕冷等阳虚症状，遂诸症毕现，舌象则为佐证。

➤ 治疗建议

由于此时风痰与气滞同样严重，且二者同治对恢复都有帮助，所以息风化痰和疏肝理气

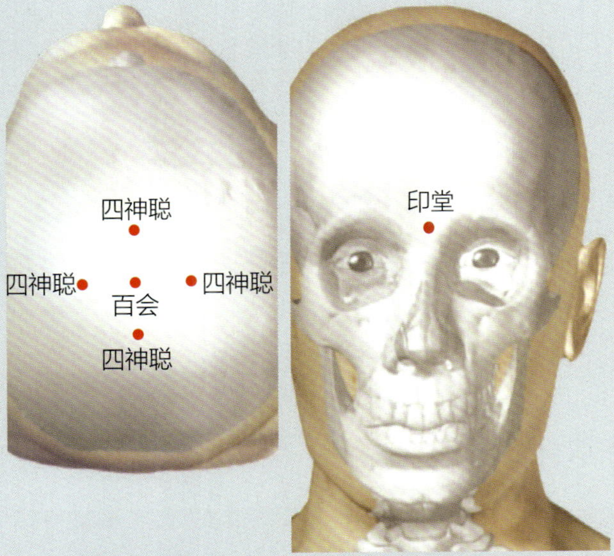

四神聪： 在头顶部，当百会穴前后左右各1寸，共4穴。平刺0.5~0.8寸。

百　会： 在头部，当前发际正中直上5寸，前顶后1.5寸。平刺0.5~0.8寸。

印　堂： 在额部，当两眉头之间。平刺0.3~0.5寸。

应当同时并重。

药物上应以半夏、白术、天麻、胆南星等化痰息风之品配合柴胡、薄荷、牡丹皮、栀子等疏肝理气之品使用。

患者平素可以服用加味逍遥丸，偶尔配合苏合香丸服用。针灸则使用头部的安神穴为主（四神聪、印堂、百会、风池等），配合膻中、期门及丰隆、阴陵泉等行气化痰的穴位。

➤饮食指导

这一类型的患者，应当多吃一些利于行气的食物，像萝卜、花椒、葱、姜等，尤其应当多吃绿色蔬菜，可以帮助疏肝气；而风痰较重，应当多吃薏苡仁、白扁豆、茯苓、山药等健脾利湿的药物，也可以常用天麻炖汤或者做菜。

这种患者应当少吃生冷、油腻、黏滞的食物，尤其注意不要吃甜食。

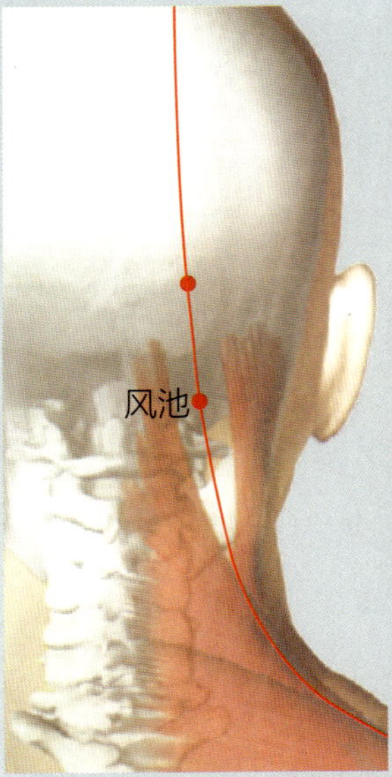

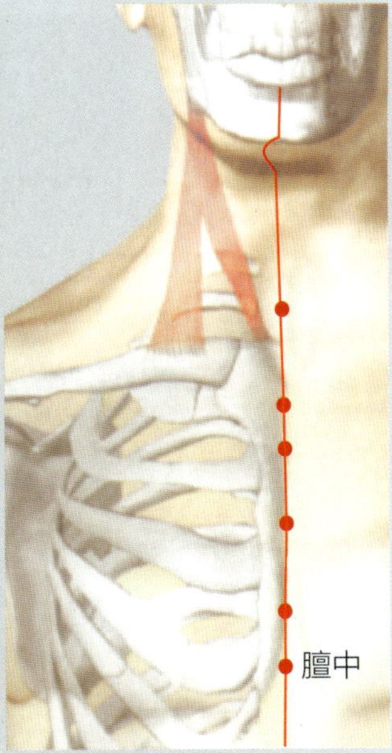

风池： 在项部，当枕骨之下，与风府相平，胸锁乳突肌与斜方肌上端之间的凹陷处。针尖微下，向鼻尖方向斜刺0.8～1.2寸。

膻中： 在胸部，当前正中线上，平第4肋间，两乳头连线的中点。平刺0.5～1.0寸。

舌象 48

白腻苔——肝郁痰浊

舌象解读

舌色淡红，舌质暗，舌中分布很厚的白腻苔，称白腻舌。

这种舌象多由肝气郁结，气血郁滞，痰湿阻络所致。

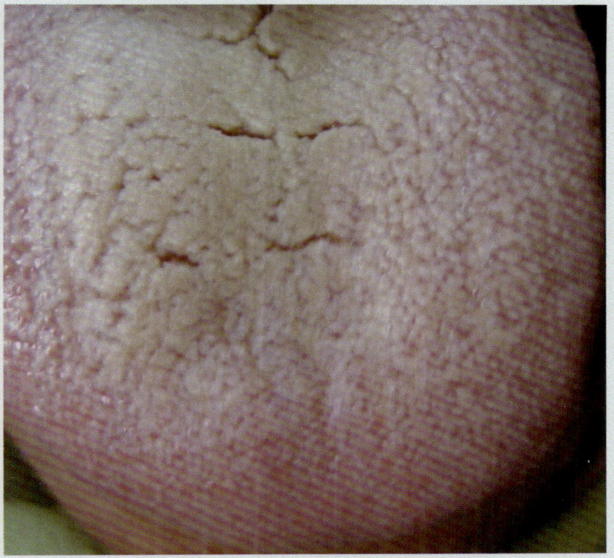

➤ 专家提示

脑瘤患者不宜进行剧烈运动，可练坐功清心养神，脑瘤患者避免过度用脑，避免用力，尤其是大便或打喷嚏时；保持良好的心态，树立战胜病魔的信心；定期到正规医院检查。

采集过程

此舌象采自2009年3月就诊的一位脑瘤患者，肿瘤虽为良性，但多发，目前已经压迫脑部神经。现在患者伴有头痛眩晕、视物模糊、听力障碍，胸闷呕恶、纳差食少等症。

治疗建议

应采取平肝息风，燥湿化痰的方法。药物以半夏、白术、天麻、橘红、茯苓、全蝎、蜈蚣等为主。针灸治疗：呕吐者取中脘、内关、足三里为主；痰饮加膻中、丰隆；头痛属肝阳上亢者加风池、百会、行间等。

饮食指导

目前患者已有视力和听力的功能障碍，所以饮食上加以调护：经常服用，如菊花、决明子、枸杞子、密蒙花、羊肝、猪肝等，可以清肝、养

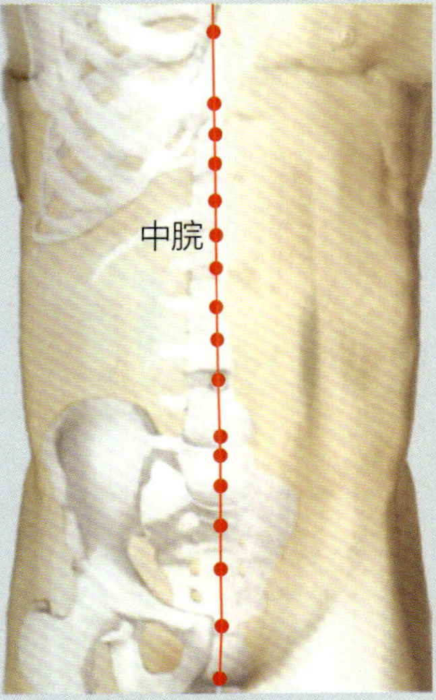

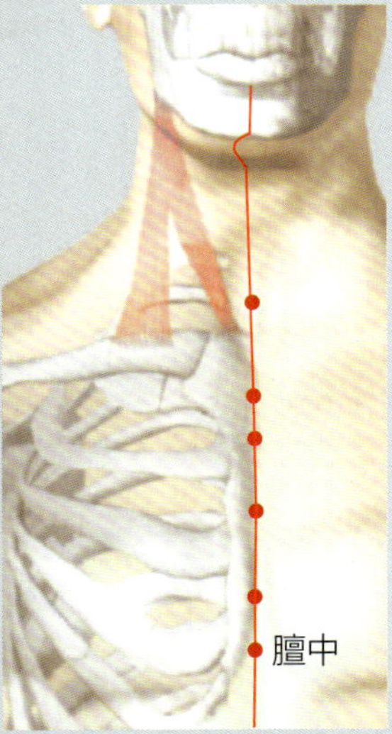

中脘： 在上腹部，前正中线上，当脐中上4寸。直刺0.8~1.2寸。

膻中： 在胸部，当前正中线上，平第4肋间，两乳头连线的中点。平刺0.5~1.0寸。

肝；常吃玉米须、赤豆、核桃仁、紫菜、海带、蟹、蛤蜊等食物，可防治颅内高压。另外，可多食猪脑等动物的脑髓，多吃绿豆、赤小豆、西瓜、冬瓜等可芳香化浊，祛痰化湿。忌食辛辣走窜食物。

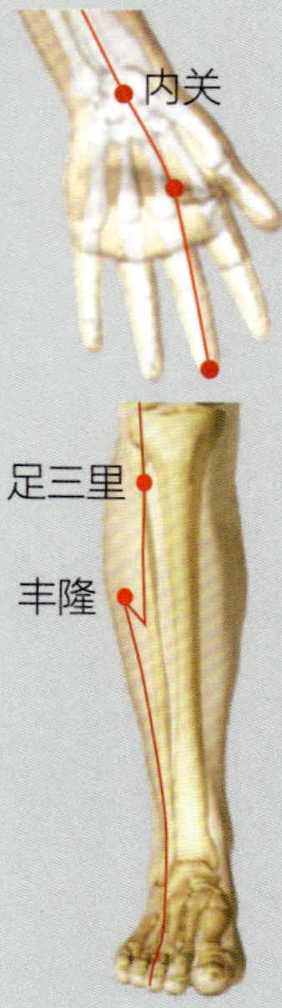

内　关： 在前臂掌侧，当曲泽与大陵连线上，腕横纹上2寸，掌长肌腱与桡侧腕屈肌腱之间。直刺0.5～1.0寸，透刺外关。

足三里： 屈膝，当犊鼻下3寸，距胫骨前缘一横指（中指）。直刺1.0～2.5寸。

丰　隆： 在小腿前外侧，当外踝尖上8寸，条口外侧，距胫骨前缘二横指（中指）。直刺1.0～1.5寸。

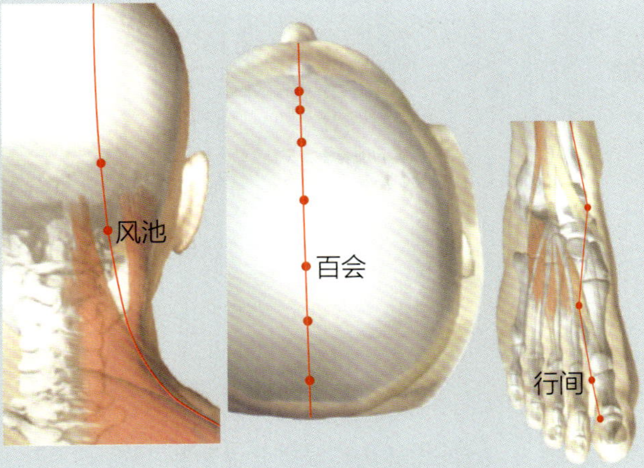

风池： 在项部，当枕骨之下，与风府相平，胸锁乳突肌与斜方肌上端之间的凹陷处。针尖微下，向鼻尖方向斜刺0.8～1.2寸。

百会： 在头部，当前发际正中直上5寸，前顶后1.5寸。平刺0.5～0.8寸。

行间： 在足背部，当第1、2趾间，趾蹼缘的后方赤白肉际处。直刺0.5～0.8寸。

舌象 49

舌黯红，苔薄白——月经不调

➤ 舌象解读

舌质黯红，舌苔薄白，舌的边缘有散在瘀点。

这种舌象多由肝气郁结，冲任失调所致。

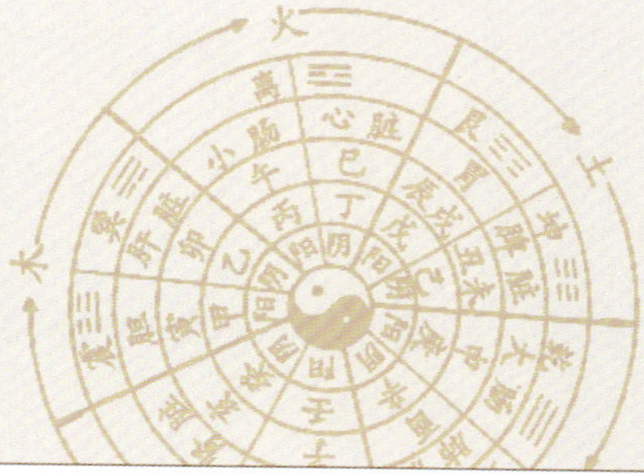

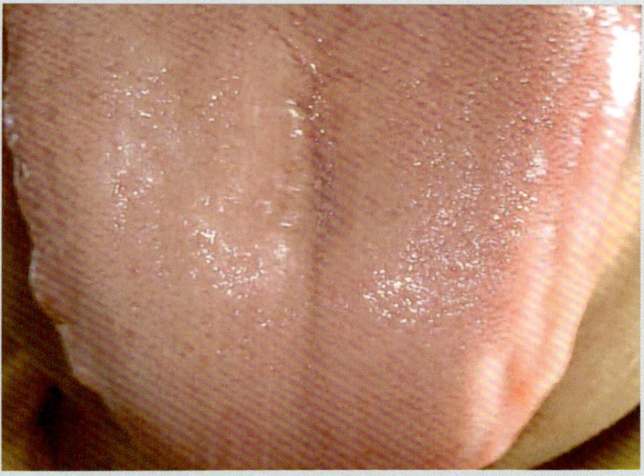

➤专家提示

肝脏喜条达，恶抑郁，所以人的心情直接影响到病情的发展。日常生活中要注意调节情绪，心情烦躁抑郁时，要选择时机发泄、理智消解。可转移注意力来消除怒气，使心情得以平静。注意保暖，保证休息。

➤ 采集过程

此舌象采自 2009 年 7 月就诊的一位月经不调（先后无定期）患者。

该患者月经时而提前时而错后，月经来之前身体不适，胸胁部、乳房、少腹胀痛，月经量时多时少，色红有块，伴脘闷纳呆，善太息，心情烦躁等。

➤ 治疗建议

治疗宜疏肝解郁，和血调经。主要用柴胡、当归、白芍、白术（炒）、茯苓、薄荷、生姜、菊花、石决明、延胡索等组方。也可服用成药逍遥丸。针灸取中脘、支沟、太冲、三阴交等穴，宜平补平泻法。

➤ 饮食指导

可以吃一些能够疏肝解郁的食物，如浮小

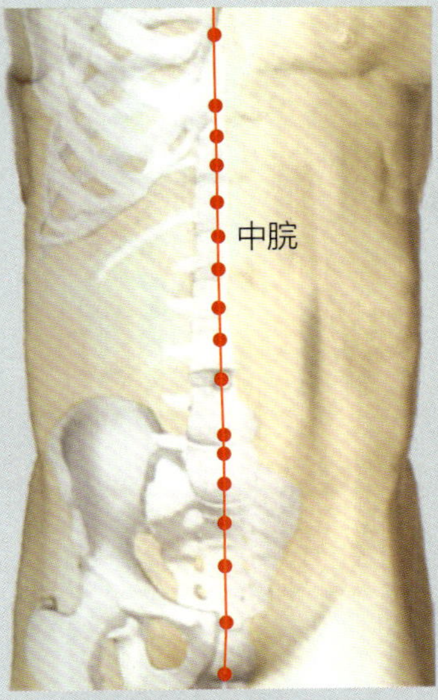

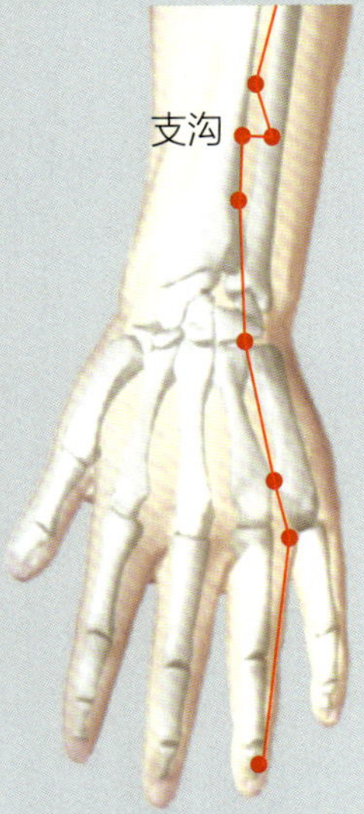

中脘： 在上腹部，前正中线上，当脐中上4寸。直刺0.8～1.2寸。

支沟： 在前臂背侧，当阳池与肘尖的连线上，腕背横纹上3寸，尺骨与桡骨之间。直刺0.5～1.0寸。

麦、麦米、佛手、瓜、香菜、槟榔等。适量多吃些清肝泻热的食物，如苦瓜、苦菜、西红柿、绿豆、绿豆芽、黄豆芽、芹菜、白菜、包心菜、金针菜、油菜、丝瓜、李子、青梅、山楂及柑橘等。忌烟酒，忌食肥甘辛辣食物，忌食生冷等。

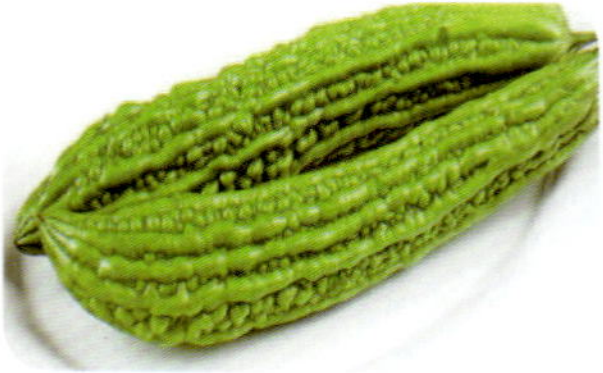

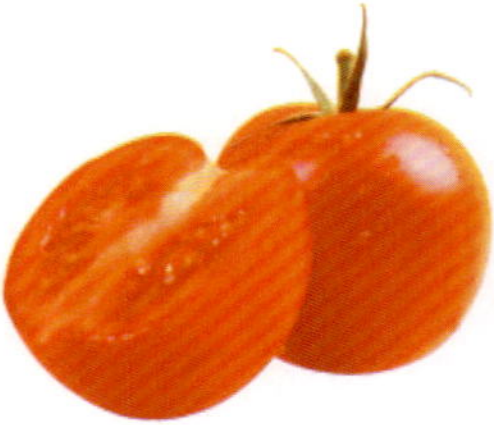

◎ 川楝郁金蜜

[原料] 川楝子 250 克，郁金 250 克，蜂蜜 1000 克，黄酒适量。

[制法] 将川楝子、郁金倒入大砂锅，加冷水浸没，浸泡 2 小时后，先用中火煮沸，加黄

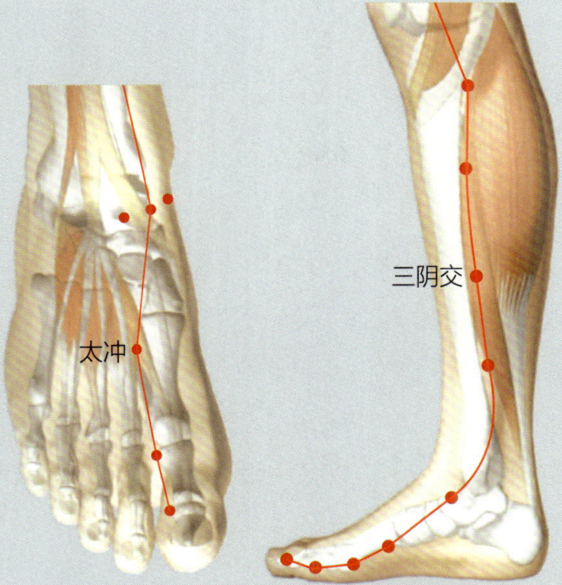

太　冲： 在足背部，当第1跖骨间隙的后方（近端）凹陷处。直刺0.5～0.8寸。

三阴交： 在小腿内侧，当内踝尖上3寸，胫骨内侧缘后方。直刺0.5～1.0寸，可透刺悬钟，亦可向下斜刺。

酒2匙，改用小火慢煎1小时，约剩下1大碗药液时，滤出头汁，再加冷水3大碗，煎至约剩下大半碗药液时，滤出弃渣。将头汁、二汁、蜂蜜一

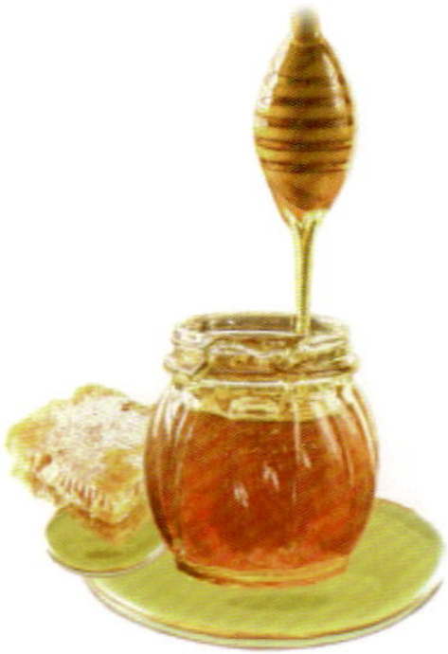

起倒入盆内，拌匀。盆加盖，用旺火，隔水蒸2小时，离火、冷却装瓶、盖紧。每日2次，每次1～2匙，饭后开水冲服，30天为1个疗程。

◎ 橘饼煮鸡蛋

［原料］橘饼30克，鸡蛋2个，鲜田基黄250克。

［制法］同入砂锅煮熟，去鸡蛋壳后再煮片刻，使2碗水煎成1碗，喝汤食蛋及橘饼。每日1次，连服10天。

七、阴虚质

由于体内津液精血等阴液亏少，以阴虚内热为主要特征的体质状态。主要表现为体形多瘦长，不耐暑热，常感到眼睛干涩，口干咽燥，总想喝水，皮肤干燥，经常大便干结，容易失眠。

饮食宜忌

宜食寒凉滋润之品。

不宜多食性温燥烈之品。

论舌名言

舌乃心苗，心属火，其色赤，心居肺内，肺属金，其色白，故当舌质淡红，舌胎微白，而红必红润内充，白必胎微不厚，或略厚有花，然皆干湿得中，不滑不燥，斯为无病之舌。

——徐灵胎《舌鉴总论》

舌象 50

碎裂舌，干苔——风痰伤阴

舌象解读

舌色淡红，舌质碎裂，舌苔中部白略厚且干，这种舌象即为碎裂舌、干苔，而且患者舌下静脉迂曲青紫。这种舌象主要见于风痰上扰，渐以伤阴。临床上，这类患者多有眩晕、头部沉重、肩臂部僵硬不适、甚至震颤等，有时会伴有口渴，消瘦等全身症状，严重者由于风阳过亢而引起中风等一系列疾病。属于阴虚质体质。

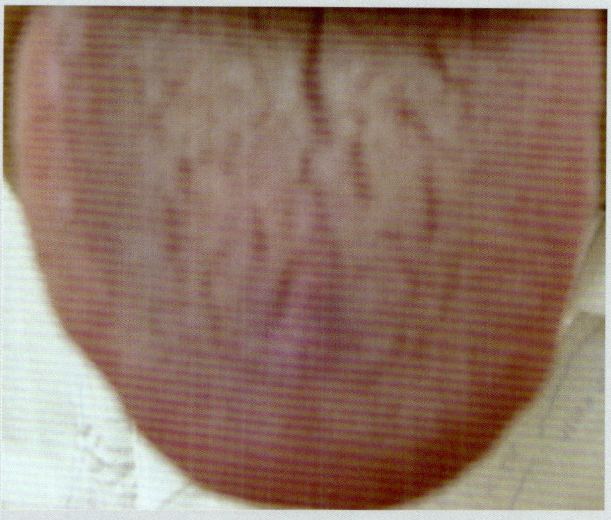

➤专家建议

这类风痰上扰的患者大多平素脾气欠佳，容易发火，所以控制情绪，保持心态平和是配合治疗的重要因素。这类人另一个特点就是过劳（脑力劳动或体力劳动），要注意劳逸结合，注意规律作息，少饮酒等。

➤ 采集过程

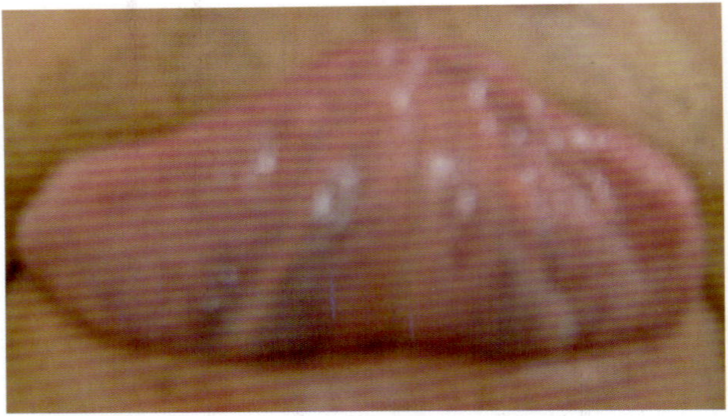

此舌象采自于2009年7月就诊的一名50岁男性患者。患者近3个月来，感觉头部僵硬难受，牵及颈肩，足部酸胀痛，足跟明显，左侧为甚。高血压病史6年余，平素服药后血压可控制在130/90毫米汞柱。同年5月查颅脑CT、MRI示，右侧腔隙性脑梗死。曾输液治疗，但效果不明显。就诊时神情，握力正常。此舌由于痰浊内扰，与风阳相搏，在体内叨扰日久，伤及人体阴液而成。

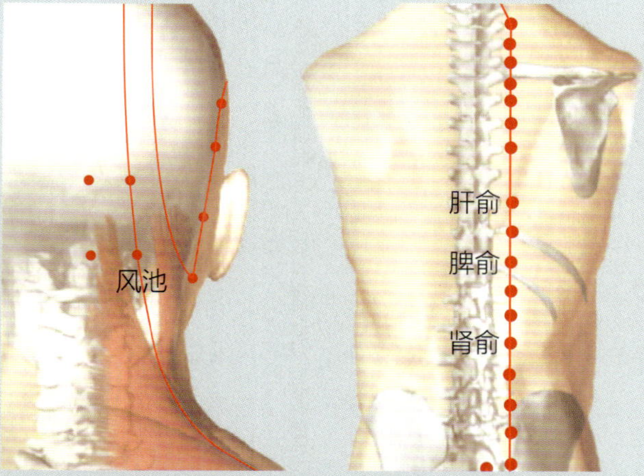

风池： 在项部，当枕骨之下，与风府相平，胸锁乳突肌与斜方肌上端之间的凹陷处。针尖微下，向鼻尖方向斜刺0.8～1.2寸。

肝俞： 在背部，当第9胸椎棘突下，旁开1.5寸。向内斜刺0.5～1.0寸。

脾俞： 在背部，当第11胸椎棘突下，旁开1.5寸。向内斜刺0.5～1.0寸。

肾俞： 在腰部，当第2腰椎棘突下，旁开1.5寸。直刺0.8～1.5寸。

治疗建议

治疗当平肝息风，兼以化痰生津。药物以钩藤、菊花、羚羊角等为主药，兼以瓜蒌、麦冬等。

临床常用的方剂为：羚羊角粉3克，钩藤、霜桑叶、菊花、川贝、生地黄、竹茹、瓜蒌各6克，将除羚羊角粉之外的药物水煎，然后冲服羚羊角粉。

针灸可取风池、肝俞、脾俞、肾俞等，也可将针药结合，共同取效。

饮食指导

这类阴虚质患者宜食寒凉滋润，滋补肝肾之阴的食物，像动物的肝脏、肾脏、猪肉、海参、核桃、枸杞子、芝麻等；不宜多食辛温燥烈之品，像辛辣、煎炸、腥膻等食物过于燥烈，应当禁食。

对于这类患者，饮食调理十分重要。

◎ 菊楂决明饮

将菊花（3 克）洗净，生山楂（15 克）洗净切片，草决明（15 克）打碎；将三者放入碗中，加入 250 毫升水，大火煮开，再改小火煮 10 分钟即可。

每天 1 剂，可当茶，频频饮用。

◎ 核桃三物饮

把核桃仁（15 克）磨成浆，山楂（15 克）切成片，杏仁（15 克）打成粉，冰糖（10 克）打碎备用。

将牛奶（250 毫升）放入炖杯内，加入准备好的核桃浆、山楂片、杏仁粉、冰糖碎，将它们中火烧开，再用小火炖 20 分钟即可。

每天 1 次，当作早餐服用。

舌象 51

瘀毒内结，瘦红舌——肝肾阴虚

➤舌象解读

舌质红，舌体瘦小，舌苔呈散在分布，此类舌象称瘦红舌。

这种舌象多由肝肾阴虚，瘀毒内蕴所形成。

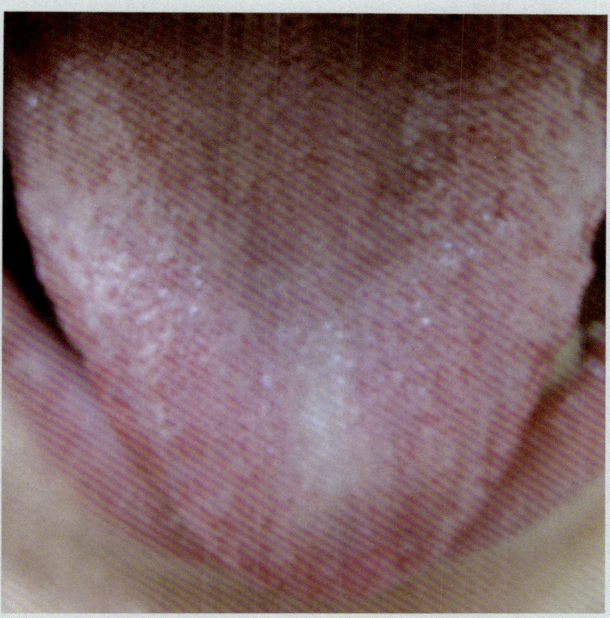

专家提示

宫颈癌术后的患者可以多练习腹式呼吸和提肛运动，可以减少盆腔空虚感。另外患者要注意定期复查。

采集过程

此舌象采自2009年5月就诊的一位宫颈癌晚期患者，就诊时患者术后，身体虚弱，同时伴腰酸腿软、头晕耳鸣、烦热、口干、便秘溲黄，时有低热。

治疗建议

治宜滋阴清热，解毒化瘀。药物以知母、黄柏、生熟地黄、山茱萸、山药、牡丹皮、泽泻、土茯苓、赤芍、白芍、半枝莲、龟甲、黄芩、杜仲炭等组方。针灸取肾俞、关元、中极、三阴交。根据辨证采用补泻手法。

饮食指导

手术后，饮食调养以补气养血，生精填精之膳食，如山药、龙眼肉、桑椹、枸杞子、猪肝、甲鱼、芝麻、驴皮胶等补气升血。宫颈癌

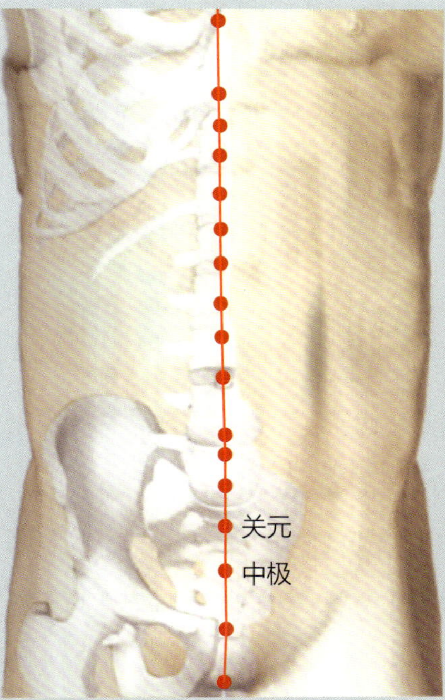

关元： 在下腹部，前正中线上，当脐中下3寸。直刺0.5~1.5寸。

中极： 在下腹部，前正中线上，当脐中下4寸。直刺0.5~1.2寸。孕妇禁针、禁灸。

由气血瘀滞，痰湿凝聚，毒热蕴结而致。饮食上应禁忌肥腻甘醇、辛辣香燥、油煎烤炸等生湿、生痰、燥热，易致出血的食品。如果患者白带多，呈水样时，忌食生冷、瓜果、冷食及坚硬难消化的食物；带下多黏稠，气味臭时，忌食滋腻的食物。

◎ 当归生姜羊肉汤

[原料] 羊肉 500 克，当归 50 克，生姜 60 克。

[制法] 羊肉洗净、切块，用开水焯过，沥干水；当归、生姜分别用清水洗净，生姜切片。将生姜下锅内略炒片刻，再倒入羊肉炒至血水干，铲起，与当归同放砂煲内，加开水适量，武火煮沸后，改用文火煲 2 ～ 3 小时，调味供用。

[功效] 温阳补血。适用于宫颈癌、肝肾阴虚者。

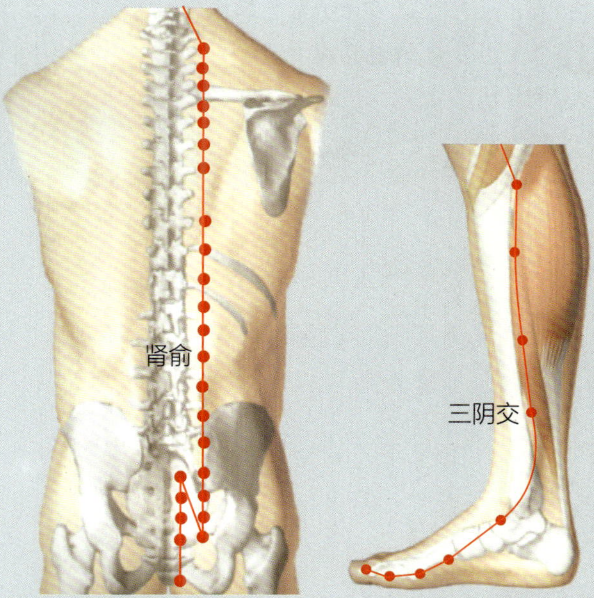

肾　俞： 在腰部，当第2腰椎棘突下，旁开1.5寸。直刺0.8～1.5寸。

三阴交： 在小腿内侧，当内踝尖上3寸，胫骨内侧缘后方。直刺0.5～1.0寸，可透刺悬钟，亦可向下斜刺。

舌象 52

舌鲜红，少苔——阴虚火旺

舌象解读

舌质鲜红，舌面少苔，舌体偏瘦，舌尖无苔有瘀点。

这种舌象多由肾阴不足，不能上济于心，致阴虚心火偏旺，所以出现舌红，舌尖分布瘀点，阴亏于下则舌面少苔。

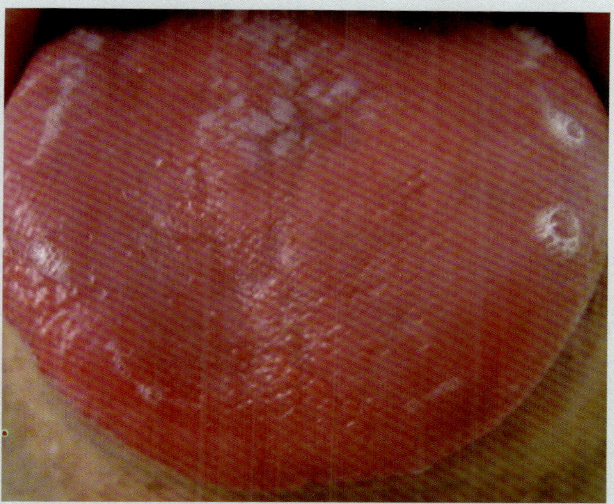

➤ 专家提示

心悸患者在恢复过程中，运动要适量，而且最好制订合理的计划，循序渐进，且不可运动过度，以免影响病情。生活要合理安排，起居有常，注意休息，尤其避免熬夜和情绪激动。

采集过程

此舌象采自2009年7月就诊的一位心悸患者。患者素为阴虚体质，就诊时伴心悸不宁、烦躁少寐、头晕目眩、耳鸣、口干咽燥等。

治疗建议

治疗宜滋阴降火、养心安神。主要用人参、玄参、丹参、茯神、桔梗、远志、五味子、当归、天冬、麦冬、柏子仁、酸枣仁、生地黄等。成药可服用天王补心丹治疗。

针灸取内关、阴郄、心俞、通里、太溪等穴，针用补法加灸。

饮食指导

凡心悸之人，均应忌烟酒，也应避免不分证型乱用滋补之品。忌食胡椒、辣椒、花椒、龙眼肉、紫苏、茴香、烧酒、丁香、葱、姜、

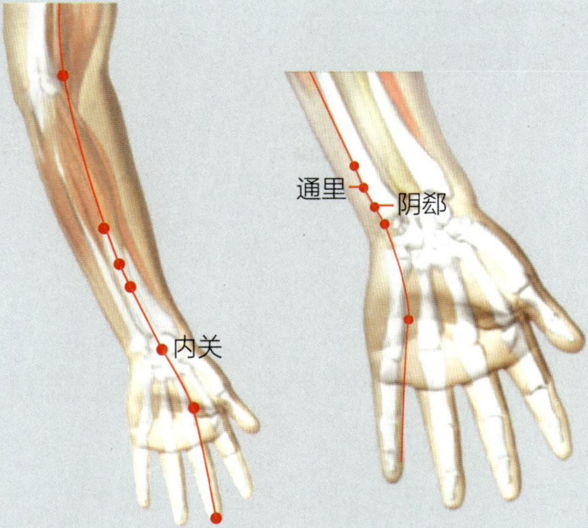

内关： 在前臂掌侧，当曲泽与大陵连线上，腕横纹上2寸，掌长肌腱与桡侧腕屈肌腱之间。直刺0.5～1.0寸，透刺外关。

通里： 在前臂掌侧，当尺侧腕屈肌的桡侧缘，腕横纹上1寸。直刺0.5～0.8寸。

阴郄： 在前臂掌侧，当尺侧腕屈肌腱的桡侧缘，腕横纹上的0.5寸。直刺0.3～0.5寸。

蒜之类辛热香燥之物。

◎龙眼肉

可用龙眼肉泡茶喝，或煮龙眼肉粥食用，有益心脾、补气血、安心神的作用。

◎酸枣仁

宜用酸枣仁 6 ~ 10 克，芡实 12 克，龙眼肉 6 克，煮汤后睡前服用。酸枣仁配合龙眼肉、芡实，可以宁心安神。

若无芡实或龙眼肉，亦可单用酸枣仁 15 克，捣碎后同粳米煮粥食用。

◎柏子仁

可用柏子仁 10 ~ 15 克，稍捣烂，同粳米煮粥，待粥将成时，加少许蜂蜜，稍煮一、二沸即可食用，宜作早、晚餐服食。有养心安神之功效。

◎百合

选用鲜百合 50 ~ 60 克，或干百合 30 克，煎水后加入适量冰糖食用。此法适宜心气不足型或阴虚火旺型心悸，包括体质虚弱，妇女更年期，以及神经官能症所致的心悸病人服用。

◎莲子心

每日用干莲子心 1.5 克，开水冲泡代茶饮。适宜阴虚火旺型和痰炎上扰型心悸者饮用。

◎麦冬

选用干麦冬 20 克，煎水代茶饮。或再配沙参 30 克，一并煎汤饮用。此法适宜阴虚火旺之心悸病人常饮。

◎西洋参

单以西洋参片 3 ~ 5 克，泡茶常饮。适宜心气不足或阴虚火旺之心悸者。

舌象 53

裂纹，红绛舌——阴虚热盛

➤舌象解读

舌呈红绛色，表示体内热象明显；舌面有大小不等、深浅不一、形状各异的裂纹，这种舌象称为裂纹舌。

此类裂纹红绛舌象多为阴虚热盛，热盛伤阴日久，津液亏损，舌面出现裂纹。

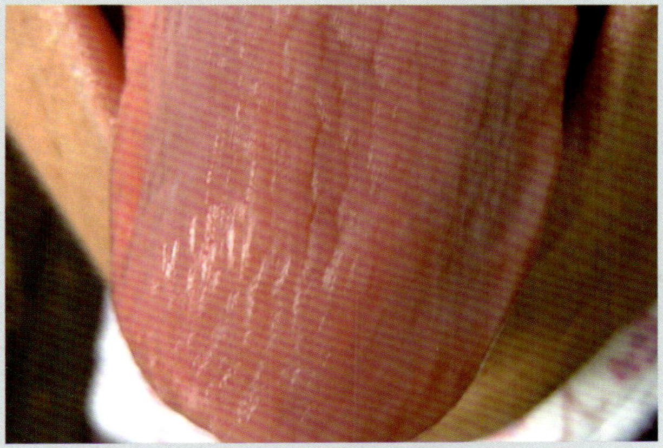

➤专家提示

患者体质虚弱，运动要注意量和度，可以练坐功或者卧功，以调节胃脘中焦的功能而不伤正气，也可练太极拳或自我穴位按摩，如双手摩腹和按揉足三里穴；注意饮食卫生，少吃生冷、熏制、炸烤食品，忌刺激性食物，忌吃饭过快、过烫；保持心情舒畅，尤其进食时要心情愉快；及早预防胃癌的高发因素，对于萎缩性胃炎、胃息肉等要及早积极治疗。

➤ 采集过程

此舌象采自2009年3月就诊的一位胃癌患者，该患者伴有胃内灼热、嘈杂，口淡乏味，吃东西时舌痛，气短、口干、便干等全身症状，这些症状已持续1个月余。目前患者正值更年期，性情急躁，致使肝气郁结，日久化火伤阴；睡眠质量差，饮食贪凉，伤及胃阴而致阴津不足，故表现出裂纹红绛舌。

➤ 治疗建议

患者为阴虚热盛，阴津亏损，治疗宜滋补阴精，益气生津；同时还要补脾渗湿，滋阴泻火，清热润燥。

药物主要以麦冬、半夏、党参、延胡索、半枝莲等益气养阴生津之品为主。

针灸可以针刺脾俞、胃俞、膈俞、足三里、三阴交等穴位。

饮食指导

平时以易消化的食物为主，避免对胃产生刺激，可以少吃多餐，可常服黄芪白肉、栗子白果羹、黄芪山药饭、薏苡仁粥等顾护胃气，滋补胃阴。

忌烟酒、辛辣刺激性食物，如辣椒、生葱姜蒜等，对胃阴损伤比较大；还要忌肥甘滋腻，少吃粗纤维食物，因这些不易消化的食物会加重胃的负担。

论舌名言

看舌八法：一看苔色，二看舌质，三看舌尖，四看舌心，五看润燥，六看舌边，七看舌根，八看变换。

——清代刘恒瑞《察舌辨症新法》

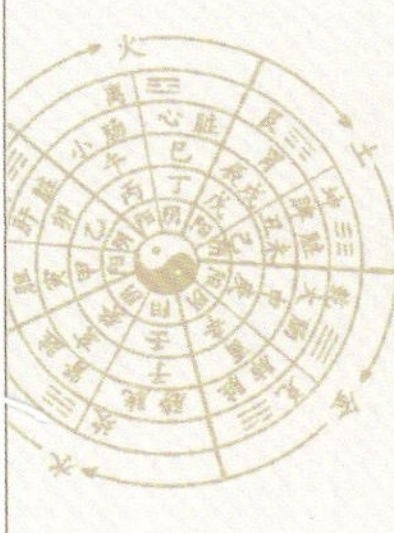

舌象 54

淡红镜面舌——肺气阴两虚

舌象解读

舌色呈淡红，舌面光滑，舌质比较干且缺少津液，这种舌象称为淡红镜面舌，中医学认为属于气阴两虚。疾病多为热在气分，汗出不透，久则伤及气、阴；或者是热太盛耗伤了津液，气随液脱；或温热病后期及内伤杂病，真阴亏损，元气大伤。

此舌象常见于某些慢性消耗性疾病，临床常表现为口渴、精神萎靡，疲倦乏力、少气懒言、语声低微、饥不欲食、睡眠不实、口渴、咽干、唇燥等。

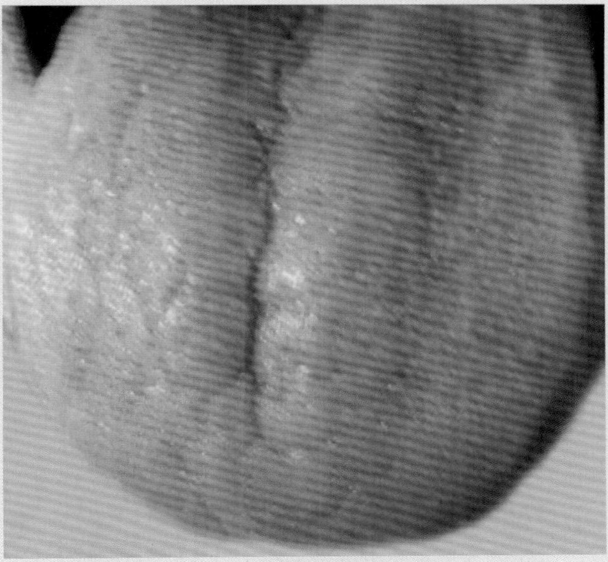

➤专家提示

肿瘤的发病多与心情、饮食、生活起居等有很大的关系，所以保持乐观的心态、健康的饮食习惯、规律的生活非常重要。注意护肺，止咳化痰，防止上呼吸道感染。

➤ 采集过程

此舌象采自 2008 年 12 月就诊的一名 56 岁男性肺癌患者，平时喜欢烟酒，吸烟频繁，平均每天 1 盒，饮食上喜欢吃腌制、烧烤食品，脾气急躁。

因咳嗽日久经常规治疗无效而进一步检查，确诊为肺癌晚期，目前已有淋巴和肺内转移。

癌症属于慢性消耗性疾病，久病伤阴，久咳伤气，所以患者表现出上面的舌象。

➤ 治疗建议

考虑患者目前为真阴亏损，元气大伤，中药调养应益气养阴生津。

治疗常以沙参、麦冬、五味子、黄芪等，同时辅以白花蛇舌草、半边莲、马鞭草，山豆根、贝母、胆南星等清热解毒化痰散结。

成药常以生脉饮加百合固金丸，另外还可

针灸辅助治疗。

➤饮食指导

治疗期间宜多食具有增强机体免疫、抗肺癌作用的食物，如薏苡仁、甜杏仁、牡蛎、海蜇、黄鱼、海参、茯苓、山药、大枣、四季豆、香菇、核桃等。

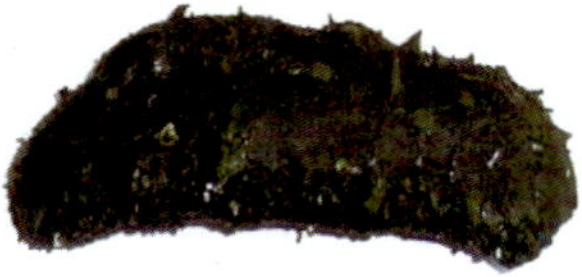

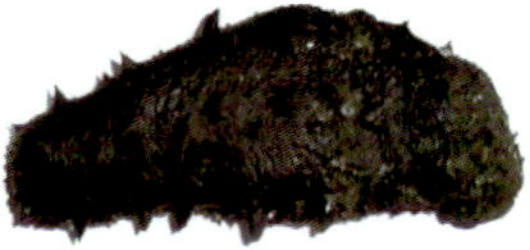

咳嗽多痰宜吃白果、萝卜、芥菜、杏仁、橘皮、荸荠、海带、紫菜、冬瓜、丝瓜、芝麻等，滋阴润燥，补肺益气。

忌烟、酒，辛辣刺激性食物，如葱、蒜、韭菜、姜、花椒、辣椒、桂皮等。忌油煎、烧烤等热性食物。忌油腻、黏滞生痰的食物。

舌象 55

地图舌——胃阴亏虚

➤ 舌象解读

舌质鲜红，舌苔部分剥脱，分布不均，呈地图状，两侧舌面上有紫色瘀斑，舌体瘦薄。此种舌象多由阴虚内热，胃阴亏虚所致。

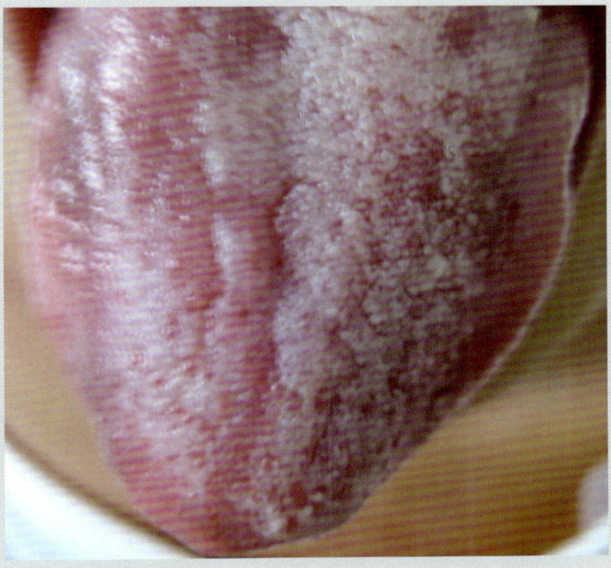

专家建议

注意起居有时，生活环境适宜，适当运动，不能过劳。尤其在长期的治疗中，应注意休息，保持体力；饮食应营养丰富，容易消化；注意随天气变化增减衣服，避免被细菌、病毒等感染。

采集过程

此舌象采自2009年7月就诊的一名恶性淋巴瘤患者。患者刚刚化疗结束，体质极差，面色萎黄，少气无力，指甲灰白，口干，小便黄，大便干燥，查血象白细胞很低。

治疗建议

治疗宜滋阴清热，活血化瘀，补益肝肾。药物可用菊花、枸杞子、熟地黄、山茱萸、山药、牡丹皮、泽泻、红花、麦冬、五味子、知母、百合等组方。辅助针灸治疗可取天井、间使、关元、合谷、足三里、三阴交等穴，平补平泻。如果化疗血象低下则暂停针灸，可予艾炷灸关元、足三里、三阴交等穴。

饮食指导

忌烟酒、葱、蒜、姜、桂皮等辛辣刺激性

食物；忌肥腻、油煎、霉变、腌制食物；忌海鲜、羊肉、狗肉、韭菜、胡椒等。

◎ 海带木耳羹

［原料］海带15克，黑木耳15克，瘦肉60克。

［制法］将木耳、海带洗净发透，与瘦肉同切成丝，一起放入锅中煮沸，以淀粉勾芡，加入调味品即可食用。海带攻坚消积，黑木耳活血化瘀，瘦肉滋阴补虚，是肿瘤患者理想的药膳。

◎ 薏米粥

［原料］薏苡仁50克，粳米100克，大枣50克，莲子肉30克。

［制法］加入水适量，每日煮粥食之，可以顾护胃气，改善症状，增强体质。

舌象 56

镜面舌——胃阴虚

➤ 舌象解读

舌质红，舌中较干，舌面光滑少苔，舌体瘦薄。

此种舌象多由素体阴虚或平时偏食辛辣食品，耗伤胃阴；或热证灼伤胃阴，引起人体胃中阴液不足所形成。

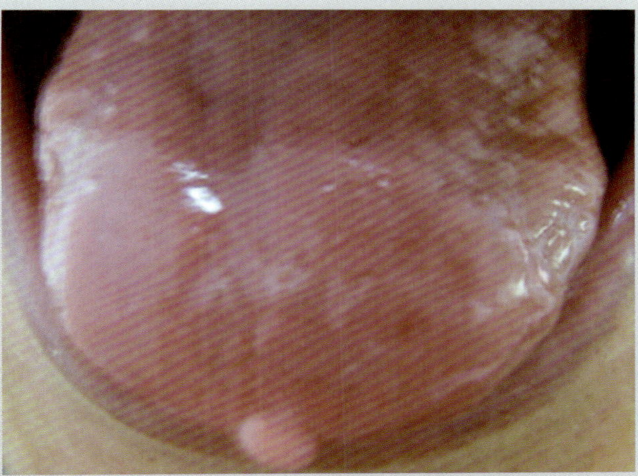

➤ 专家提示

慢性胃炎的发生与饮食有很大关系，进食中应注意几点。①宜慢：以减少粗糙食物对胃黏膜的刺激。②宜节：忌暴饮暴食及食无定时。③宜洁：注意饮食卫生，杜绝外界微生物对胃的侵害。④宜细：进食较精细易消化、富有营养的食物。⑤宜清淡：少食肥、甘、厚、腻、辛辣等食物，少饮酒及浓茶。

➤ 采集过程

此舌象采自2009年6月就诊的一位慢性胃炎患者。

患者患病日久且多次复发，平时伴胃部隐隐作痛，口干唇燥，胃内嘈杂，干呕，饮食减少或吞咽不利，食后胸膈不适，大便干结等。

➤ 治疗建议

治疗宜养阴益胃。多用沙参、麦冬、冰糖、生地黄、玉竹、石斛、桑叶等组方。

成药可用香砂养胃丸治疗。

针灸取三阴交、太溪、中脘、足三里、内关等穴，用补法加灸。

➤ 饮食指导

胃炎患者适合多吃些具有滋养胃阴作用的食物，如小麦、牛奶、鸡蛋、猪肉、鸭肉等；另

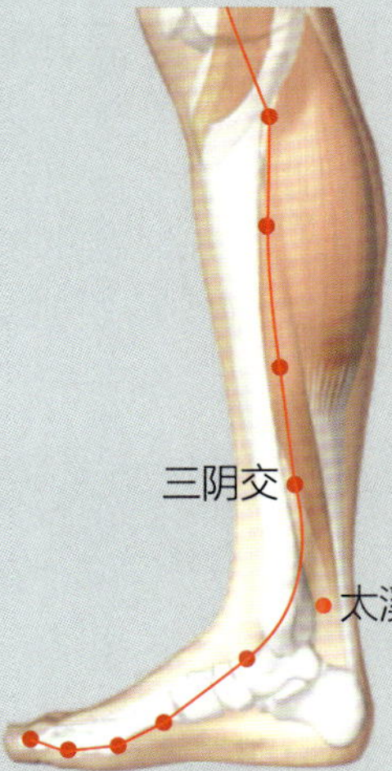

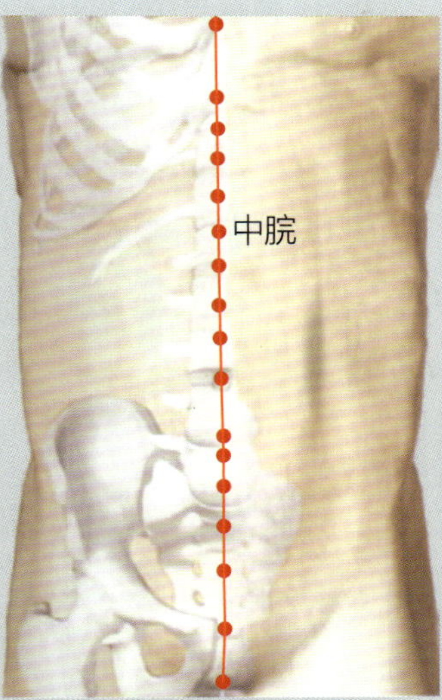

三阴交： 在小腿内侧，当内踝尖上3寸，胫骨内侧缘后方。直刺0.5～1.0寸，可透刺悬钟，亦可向下斜刺。

太　溪： 在足内侧，内踝后方，当内踝尖与跟腱之间凹陷处。直刺0.5～0.8寸。

中　脘： 在上腹部，前正中线上，当脐中上4寸。直刺0.8～1.2寸。

外还可以多吃些银耳、燕窝、枇杷、梨、苹果、番茄、乌梅、豆腐等，这些食物具有润养胃津的作用。

胃炎患者不能吃性质温热、有助热伤阴作用的食物，如籼米、核桃仁、狗肉、羊肉、鸡肉、河虾、海虾、草鱼、鲢鱼等。

另外，对于味辛辣、性温热而燥的如韭菜、茴香、芥菜、薤白、荔枝、辣椒、肉桂、干姜、花椒、胡椒、小茴香、大蒜、白蔻等也不宜多吃。

论舌名言

其热入营，舌色必绛。
——叶天士

辨舌质可辨五脏之虚实，视舌苔可察六淫之深浅。
——曹炳章《辨舌指南》